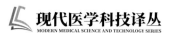

现代医学科技译丛
MODERN MEDICAL SCIENCE AND TECHNOLOGY SERIES

## NEUROSURGERY CLINICS OF NORTH AMERICA / 北美神经外科诊所

# 脊髓损伤治疗现状

## Current State of the Art in Spinal Cord Injury

主　编　[美]约翰·赫尔伯特 / John Hurlbert

顾问编辑　[美]拉塞尔·R. 隆瑟 / Russell R. Lonser
　　　　　[美]丹尼尔·K. 雷斯尼克 / Daniel K. Resnick

主　审　吉训明

主　译　吴　浩

U0397692

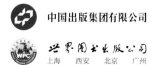

中国出版集团有限公司

世界图书出版公司
上海　西安　北京　广州

图书在版编目（CIP）数据

脊髓损伤治疗现状 /（美）约翰·赫尔伯特主编；
吴浩译 . — 上海：上海世界图书出版公司 , 2024.5
ISBN 978-7-5232-1192-2

Ⅰ.①脊… Ⅱ.①约… ②吴… Ⅲ.①脊髓损伤—治
疗 Ⅳ.① R744.05

中国国家版本馆 CIP 数据核字 (2024) 第 063880 号

| 书　　　名 | 脊髓损伤治疗现状 |
| --- | --- |
| | Jisui Sunshang Zhiliao Xianzhuang |
| 主　　　编 | [美] 约翰·赫尔伯特 |
| 主　　　译 | 吴　浩 |
| 策　　　划 | 曹高腾 |
| 责 任 编 辑 | 芮晴舟 |
| 出 版 发 行 | 上海世界图书出版公司 |
| 地　　　址 | 上海市广中路 88 号 9-10 楼 |
| 邮　　　编 | 200083 |
| 网　　　址 | http://www.wpcsh.com |
| 经　　　销 | 新华书店 |
| 印　　　刷 | 运河（唐山）印务有限公司 |
| 开　　　本 | 889 mm × 1194 mm 1/16 |
| 印　　　张 | 14.25 |
| 字　　　数 | 205 千字 |
| 版　　　次 | 2024 年 5 月第 1 版　2024 年 5 月第 1 次印刷 |
| 版 权 登 记 | 图字 09-2024-0276 号 |
| 书　　　号 | ISBN 978-7-5232-1192-2/R·722 |
| 定　　　价 | 150.00 元 |

Elsevier (Singapore) Pte Ltd.
3 Killiney Road,
# 08-01 Winsland House I,
Singapore 239519
Tel: (65) 6349-0200; Fax: (65) 6733-1817

This translation of Current State of the Art in Spinal Cord Injury , An Issue of Neurosurgery Clinics of North America by John Hurlbert was undertaken by World Publishing Shanghai Corporation Limited and is published by arrangement with Elsevier (Singapore) Pte Ltd.

Current State of the Art in Spinal Cord Injury, An Issue of Neurosurgery Clinics of North America by John Hurlbert 由世界图书出版上海有限公司进行翻译，并根据世界图书出版上海有限公司与爱思唯尔（新加坡）私人有限公司的协议约定出版。

《脊髓损伤治疗现状》（吴浩 主译）
ISBN: 978-7-5232-1192-2

# 译者名单

主　审　吉训明　首都医科大学

主　译　吴　浩　首都医科大学宣武医院

副主译　李维新　空军军医大学唐都医院

译　者（按姓氏笔画排序）

　　　　王　凯　首都医科大学宣武医院

　　　　加山航　首都医科大学宣武医院

　　　　刘振磊　首都医科大学宣武医院

　　　　张　雷　首都医科大学宣武医院

## 主审——吉训明

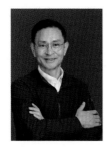

神经外科专家，中国工程院院士、中医医学科学院学部委员，国家卫生健康委百万减残工程专委会主任，首都医科大学副校长、北京脑重大疾病研究院院长、首都医科大学宣武医院卒中中心主任；主要从事脑卒中防治与转化医学研究。

担任互联网医疗诊治技术国家工程研究中心和国家卒中抢救中心主任、中国老年健康促进工程和国家百万卒中减残工程专家委员会主任委员。在"973""863"国家重点研发计划、军民融合重大项目和国家自然科学基金重大项目等支持下，在脑动脉和静脉卒中领域进行了系统创新性研究。成果以通讯作者发表于《新英格兰医学杂志》（*NEJM*）、《柳叶刀神经》（*Lancet Neurology*）和《自然》（*Nature*）等期刊，连续 5 年入选爱斯维尔"中国高被引学者"。担任《脑循环》（*Brain Circulation*）、《神经保护》（*Neuroprotection*）和《调理医学》（*Conditioning Medicine*）杂志主编。获发明专利授权和软著等授权 104 项、国家科技进步二等奖 2 项、省部级科技进步一等奖 4 项，以及何梁何利基金科技进步奖、吴阶平医学创新奖和国家"创先争优奖"。

## 主译——吴浩

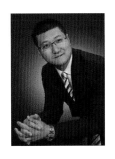

主任医师，教授，博士研究生导师。首都医科大学宣武医院神经外科主任医师、雄安宣武医院神经外科行政主任、中日友好医院神经外科行政副主任。

主要擅长：脊柱退行性病变（颈椎、胸椎、腰椎疾病）、颅颈交界区畸形、椎管内肿瘤、髓内肿瘤、脊髓栓系、脊髓空洞和小脑扁桃体下疝等脊柱脊髓疾病。每年院内外手术量2000余台，每年门诊接诊5000余例患者。自2010年至今已完成上万例脊柱脊髓手术。目前连续五年年门诊量及手术量全院（宣武医院）第一。在神经外科领域率先开展各类复杂手术，且手术量稳步递增，例如神经肌肉型脊柱侧弯（年手术量约50例）、复杂椎体肿瘤切除术（年手术量约80例）、髓内肿瘤（年手术量约100例）、改良ALIF（OLIF51）（年手术量约50例）、OLIF（年手术量约300例）等复杂手术。先后在国内外期刊发表文章100余篇。

主要学术任职：中国研究型医院学会脊髓脊柱专业委员会副主委兼秘书长，AO/ASIF国际内固定研究学会讲师，《中华医学杂志》编委会通讯编委，《中华神经创伤外科杂志》委员，《中华脑科疾病与康复杂志》委员，《中华实验外科杂志》编委，《中华神经医学杂志》编委，中国医药教育协会临床研究工作委员会常务委员，世界华人医师协会/世界华人神经外科协会脊柱脊髓专业委员会常委，国际脊髓学会（ISCOS）终身会员，北京人体损伤修复研究会委员。

荣誉及新技术：年度王忠诚中国神经外科医师学术成就奖（2022年）；"荣耀医者公益活动"科普影响力奖（2021年）；构建医患命运共同体高峰论坛杰出表率奖（2023年）；中国研究型医院学会研究型人才奖（2023年）；全球第三位获得"ROSAONE Spine Robotics Trainer"证书者；OLIF斜外侧腰椎椎体间融合术（二等奖）；2020年：单纯侧路治疗退变性脊柱侧弯（二等奖）；荣获首都医科大学宣武医院2017年度优秀科普专家称号；2017年度新技术评奖二等奖，名称：斜外侧入路腰椎间融合技术（OLIF）。

发明专利7项，实用新型专利5项。以第一负责人身份参与课题12项，其中2项国家级课题。

# 原著参与者

## 顾问编辑

**拉塞尔·R. 隆瑟（Russell R. Lonser），医学博士**
美国，俄亥俄州，哥伦布市，俄亥俄州立大学韦克斯纳医学中心神经外科教授兼主席

**丹尼尔·K. 雷斯尼克（Daniel K. Resnick），医学博士，理学硕士**
美国，威斯康星，麦迪逊，威斯康星大学麦迪逊医学与公共卫生学院神经外科教授、副主席、项目主任

## 主编

**约翰·赫尔伯特（John Hurlbert），医学博士**
美国，亚利桑那州，图森市，班纳大学医学中心神经外科教授兼主任

## 编辑

**马克·A. 安德森（Mark A. Anderson），博士**
瑞士，洛桑联邦理工学院生命科学学院大脑心智研究所组长，洛桑大学医院和洛桑大学临床神经科学系神经修复科组长

**毛里齐奥·J. 阿维拉（Mauricio J. Avila），医学博士**
美国，亚利桑那州，图森市，班纳亚利桑那大学医学中心神经外科主任

**马修·D. 布德（Matthew D. Budde），博士**
美国，威斯康星州，沃瓦托萨市，威斯康星医学院神经外科；美国，威斯康星州，密尔沃基克莱门特·J. 扎布洛茨基退伍军人事务医疗中心

**约翰·F. 伯克（John F. Burke），医学博士**
美国，加利福尼亚州，旧金山市，加利福尼亚大学神经外科

**亚恩·卡希加斯（Iahn Cajigas），医学博士**
美国，佛罗里达州，迈阿密市，迈阿密大学神经外科主任

**延斯·R. 查普曼（Jens R. Chapman），医学博士**
美国，华盛顿州，西雅图，瑞典神经科学研究所神经外科

**安德鲁·T. 戴利（Andrew T. Dailey），医学博士**
美国，犹他州，盐湖城，犹他大学临床神经科学中心神经外科

**桑贾伊·S. 达吕（Sanjay S. Dhall），医学博士**
美国，加利福尼亚州，旧金山市，加利福尼亚大学神经外科

**迈克尔·G. 费林斯（Michael G. Fehlings），医学博士**
加拿大，安大略省，多伦多市多伦多西部医院神经外科、克伦比尔神经科学中心神经外科

**劳琳·D. 哈希姆（Laureen D. Hachem），医学博士**
加拿大，安大略省，多伦多市多伦多西部医院神经外科、克伦比尔神经科学中心神经外科

**亚历山大·F. 哈达德（Alexander F. Haddad），理学学士**
美国，加利福尼亚州，旧金山市，加利福尼亚大学神经外科

**艾伦·D. 利瓦伊（Allan D. Levi），医学博士**
美国，佛罗里达州，迈阿密 Lois Pope 生命中心迈阿密大学米勒医学院神经外科教授兼主任

**尼古拉·L. 马尔季罗相（Nikolay L. Martirosyan），医学博士**
美国，爱荷华州，滑铁卢市 Unity Point 诊所艾伦纪念医院神经外科

**布里安娜·P. 迈耶（Briana P. Meyer），理学学士**
美国，威斯康星州，沃瓦托萨市，威斯康星医学院神经外科和生物物理学系

**马里奥斯·C. 帕帕佐普洛斯（Marios C. Papadopoulos），医学博士**
英国，伦敦，圣乔治医院 NHS 基金会信托 Atkinson Morley Wing 神经外科教授

**怀亚特·L. 雷米（Wyatt L. Ramey），医学博士**
美国，亚利桑那州，图森市，班纳大学医学中心神经外科

**萨米拉·萨阿敦（Samira Saadoun），博士**
英国，伦敦大学，圣乔治学院神经外科学院神经科学高级讲师

**萨曼·沙巴尼（Saman Shabani），医学博士**
美国，威斯康星州，沃瓦托萨市，威斯康星医学院神经外科

**查尔斯·H. 塔特（Charles H. Tator），OC，医学博士，FRCSC，FACS**
加拿大，安大略省，多伦多市，多伦多大学神经外科教授，多伦多西部医院克伦比尔脑研究所教授，ThinkFirst Canada and Parachute Canada 创始人，克伦比尔大脑研究所 Tator SCI 实验室主任

**阿迪蒂亚·维丹坦（Aditya Vedantam），医学博士**
美国，佛罗里达州，迈阿密 Lois Pope 生命中心，迈阿密大学米勒医学院神经外科微创复杂脊柱研究员

**玛乔丽·C. 王（Marjorie C. Wang），医学博士，公共卫生学硕士**
美国，威斯康星州，沃瓦托萨市，威斯康星医学院神经外科

**克里斯托弗·威尔克森（Christopher Wilkerson），医学博士**
美国，犹他州，盐湖城，犹他大学临床神经科学中心神经外科

# 原著前言

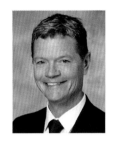

约翰·赫尔伯特（John Hurlbert），医学博士，主编

《北美神经外科诊所》（*Neurosurgery Clinics of North America*）的这一专题重点关注我们专业领域中的长期影响生活的疾病之一：脊髓损伤（SCI）。自1990 年创刊号问世以来，《北美神经外科诊所》季刊持续发表最新技术更新，使学生、研究人员和外科医生能够了解本学科的最新知识。在秉承着以往 30 年的学术成果的同时，我们将这一期专著献给一位享誉世界的学者、研究人员和临床大家——查尔斯·哈斯克尔·塔特（Charles Haskell Tator）医生（图 1），他将自己的职业生涯奉献给了脊髓损伤研究，后人将沿着他的足迹产出越来越多的成果。

塔特医生出生于多伦多，并于 1961 年毕业于多伦多大学，获得医学博士学位，随后获得神经病理学博士学位。他于 1969 年在多伦多大学完成了神经外科住院医师培训，并成为第一名专职神经外科临床科学家，于 1971 年在新宁健康科学中心（Sunnybrook Health Sciences Center）开始了 SCI 基础研究。该实验室目前位于多伦多西部医院，在塔特医生的积极领导下，仍在开展研究。该实验室获得了多种来源的资金支持，仅在过去 15 年中就获得了超过 1000 万美元的资助。

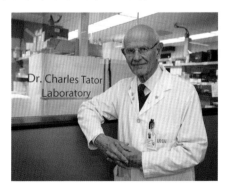

图 1　查尔斯·哈斯克尔·塔特（Charles Haskell Tator）医生

在这 50 年的历史中，塔特医生及其实验室发表了 400 多篇同行评审文献，培训了 49 名研究员，并在我们目前对 SCI 病理生物学和治疗的关键转化方面的理解中发挥了重要的基础作用。在塔特医生所做的许多开创性研究贡献中，可能最重要的是将血管破坏定义为继发性损伤的关键驱动因素。塔特医生同时也是加拿大皇家内外科医生学会和美国外科医师学会的会员；他曾入选加拿大体育名人堂，并且获得了加拿大官员荣誉勋章。

我们非常幸运，能够接受查尔斯（"Husky"）塔特医生的培训，通过艰苦和仔细地分析基础科学和临床数据，我们可以推进研究，在更深入地理解疾病的同时，为我们的 SCI 患者开发有意义的治疗方法。我们很荣幸得到塔特导师的启发，将永远感激他所传授的智慧。毫无疑问，他已经成为我们所有人的义父——这可能是最高的赞美。

《北美神经外科诊所》的这一期专题为读者提供了一个开阔的视野，以我们的出发点和我们的现状为框架，了解急性 SCI 治疗的研究方向。塔特医生从一个最重要的元素出发，即人的元素。《北美神经外科诊所》的读者们，现在可以开始享受阅读了。对塔特医生来说，"谢谢您"甚至还不足以表达我们敬意的万分之一。但请允许我，一个充满感恩的同行，以及来自世界各地的神经外科医生，向您表达谢意。

约翰 · 赫尔伯特（John Hurlbert），医学博士
美国，亚利桑那州，图森市，班纳大学医学中心神经外科教授兼主任

艾伦 · D. 利瓦伊（Allan D. Levi），医学博士
美国，佛罗里达州，迈阿密 Lois Pope 生命中心迈阿密大学米勒医学院神经外科教授兼主任

迈克尔 · G. 费林斯（Michael G. Fehlings），医学博士
加拿大，安大略省，多伦多市多伦多西部医院神经外科、克伦比尔神经科学中心神经外科

电子邮箱：rjhurlbert@email.arizona.edu

# 中文版序言

脊髓损伤是一种常见的神经系统疾病，全球每年有 25~50 万人受其影响。无论是在国内还是在国际上其发病率都居高不下，给患者本人及其家属带来巨大的经济负担和心理压力，严重影响他们的生活质量。在脊髓损伤的治疗过程中，维持损伤初期稳定以及早期干预对患者后期恢复起到决定性作用，是世界各国医学专家关注的焦点。

《脊髓损伤治疗现状》（*Current State of the Art in Spinal Cord Injury*）一书呈现了脊髓损伤治疗现状、专家共识和最新进展，让读者了解到国内外最前沿的治疗方法和技术。本书结合实际临床经验和最新研究成果，从诊断评估、重症监护、手术策略和康复训练等方面进行了全面系统的描述。其中较有新意的是最后几个章节，重点介绍了脊髓损伤治疗领域的研究热点，包括细胞疗法、再生医疗、神经调控以及脑机接口。这些创新性的疗法对于提高脊髓损伤患者的生活质量具有重大意义，为今后提高脊髓损伤整体治疗水平带来希望。

近几年我国脊髓损伤相关领域事业取得了长足发展，随着医疗需求升级和学科创新发展对临床诊疗技术提出了新要求。本书主要面向临床工作者、研究者和学生，在新时期旨在为他们提供一份系统、全面的脊髓损伤治疗指导。同时，也希望通过此书译本的出版，促进国内在该领域的学术研究和技术发展，为广大脊髓损伤患者提供更好的医疗服务和更全面的康复支持。

最后，我们要感谢所有为本译著出版做出贡献的人员，包括主译、副主译、译者、编委、编辑、审核、排版等各个环节的工作人员，感谢中科伊诺国际医学研究院和世界图书出版上海有限公司的支持和帮助。我们相信，这将是一本极具指导价值和实用价值的脊髓损伤领域的专著。

（吉训明）

院士、副校长

首都医科大学

# 目　录

## 第二部分　新兴疗法

# 脊髓损伤简介：发现之旅

我非常感谢约翰·赫尔伯特、拉塞尔·R.隆瑟和丹尼尔·K.雷斯尼克邀请我参与编写关于脊髓损伤（spinal cord injury, SCI）这一重要专题。约翰和我彼此认识很久了。他是 SCI 实验室的优秀研究员，也是神经外科的优秀住院医师。我很荣幸能撰写这篇概述性文章，我的目标是向读者讲述我所经历的一些激动人心的事情，以及我有幸见证的 SCI 治疗和研究中的重要里程碑。在这一发现之旅中，我有幸见证了很多重要事件。

## 脊髓损伤的临床治疗和我在脊髓损伤领域的开端

在发布该著作时，距离我发表第一篇 SCI 论文的时间，已经过去了半个世纪[1]。我对 SCI 开始感兴趣是在我发表第一篇相关论文的 10 年之前，我当时还是多伦多综合医院的一名初级实习生，被分配到手术室协助一名外科医生。该外科医生是在 20 世纪初接受的培训，当时，外科专业之间并无区分。外科医生可以在某一天切除阑尾，第二天做二尖瓣切开术，然后再做脊髓肿瘤手术。此外，这位外科医生是当时少数拥有实验室的医生之一，他告诉我，他正在研究切除一截椎体以缩短脊柱来缓解 SCI 部位的张力，观察能否"使瘫痪的人再次行走"。在我进入科室的第一个月，我协助他对一位患者进行了"椎体切除术"，他仔细打开硬膜并暴露受损的、已经形成瘢痕并发生了萎缩的脊髓。当月晚些时候，我被安排对该外科医生的另一位要在第二天进行此种手术的患者行入院病史采集和体格检查。我亲眼看见这名 20 多岁的 $C_5 \sim C_6$ 四肢瘫痪患者可以在手术前行走，这令我非常惊讶。这是我第一次看到"拄拐杖行走"。术后，他仍然可以行走。但是，几年后进行的一次随访显示，该患者和其他也应该做过此种手术的人，并未进行实际椎体切除术。在该外科医生的实验室中，他仅完成了家兔椎体切除术，我稍后进行文献复习时了解到了这一点。这种脱离现实的经验与争议对我产生了影响，也是我在 1970 年开办 SCI 基础实验室的原因之一，它也是加拿大第一批基础实验室之一。事实上，我一直沉迷于 SCI 的研究，因为 SCI 患者需要获得帮助。

此外，多伦多神经外科主任哈里·博特里尔（Harry Botterell）在我的脑海中留下了不可磨灭的印象，我之后下定决心从事 SCI。在他前往安大略省金斯敦皇后大学担任医学院院长之前，我是他接受进入此项目的最后一位住院医师。博特里尔在身体和精神上都是巨人。此外，我作为初级实习生，观察了他在加拿大完成的第一例"Cloward 手术"。第二次世界大战期间，作为在英国贝辛斯托克军事医院治疗 SCI 伤员的外科医生，他为 SCI 领域做出了巨大贡献。加拿大 SCI 伤员被送到克里斯蒂街医院，然后被送往林德赫斯特旅馆（均位于多伦多），然后再被送往位于多伦多的退伍军人医院新宁医院。在多伦多接受神经外科培训期间，我获得了博士学位（我想我是加拿大第一位在神经外科培训期间获得博士学位的外科医生）。1969 年培训结束后，我的下任主任汤姆·莫利（Tom Morley）告诉我："你将成为多伦多大学在新宁医院的第一位全职神经外科医生。"当时，新宁医院刚被多伦多大学收购。在新宁医院，我帮助治疗了所有住在那里的 SCI 老兵，他们存在各种脊柱问题需要我来处理，这些问题可以追溯到战争时期，包括不稳定的脊柱骨折脱位、顽固性疼痛、创伤后和二氧化钍（脊髓造影剂）造影后的脊髓空洞症，以及继发的蛛网膜炎。因此，在新宁医院的任职，确定了我作为 SCI 领域的专科医生和研究员的职业生涯。

## 脊髓损伤严重程度分级、脊髓损伤恢复评分和生物标志物

SCI 的分级和评分一直是 SCI 临床医生和研究人员的主要课题，并将继续成为重要的研究方向。在过去的 50 年间，我观察到 SCI 的分级和评分显著进步，使临床护理和临床试验中的质量控制得到提高。在 20 世纪 60 年代早期，我们所拥有的都是依靠"完全和不完全，以及运动和感觉"来表征损伤。Frankel 量表是一个飞跃，不久即被 ASIA 分级和评分系统所取代。我参与了这项工作，首先作为新的分级和评分系统的作者 [2]，然后作为非常有用的 ASIA 分级和国际分级

系统的委员会成员，我为定义 C 级和 D 级之间的差异提供了方法。日本骨科协会量表出现并持续存在至今，FIM 和以色列 SCIM 系统用于衡量康复结果。这些分级系统都保持了其实用性。然而，我们需要提高评估预后和治疗效果的精确度。这应该可以通过体液中的生物标志物、影像学检查或其他方式来实现。多年前，我们曾希望脊髓运动和感觉传导的电生理指标作为衡量损伤程度和预后的重要指标。我花了大约 25 年的时间来尝试实现这一目标，但不幸的是并未带来帮助，尽管这对于手术的早期预警仍然有用。但我们仍然对 MRI 抱有希望，我很高兴另一名神经外科医生迈克尔·费林斯（Michael Fehlings），他是接受我指导的研究员和住院医师，继续追求这个目标[3]。迈克尔是《北美神经外科诊所》的这一专题中的最重要文章的高级作者，他精心总结了 SCI 的病理生理学。

## 损伤模型

当我开始在新宁医院工作的时候，我的第一个基础科学实验室是在 10 千米之外的多伦多班廷研究所（Banting Institute）。数年后，该实验室搬到了位于多伦多大学主校区的医学科学大楼，在此我能够饲养非人灵长类动物用于 SCI 研究。我发明了一种可充气的环形袖带来减轻损伤，尽管我们能够测量袖带中的力，但我们却无法测量袖带和相邻绳索之间的力。就在那时，我写了第一篇关于实验性 SCI 的论文[1,4]。事实上，我对 SCI 研究非常着迷，汤姆·莫利建议我将重点放在这方面，并放弃我从博士生时代就一直进行的脑肿瘤的实验研究工作。

## 脊髓损伤的早期护理和重症监护

在 20 世纪 70 年代早期，新宁医院决策者决定它今后将作为创伤中心，实际上也是加拿大的第一个专门的创伤中心，我也参与规划和执行该项目的开发，因为我是数英里内唯一的神经外科医生。所以，我开始了很多关于急性 SCI 的在职学习，尤其是晚上和周末。我学会了如何使用 halo 架恢复椎体序列，以及如何在手术中复位骨折脱位和融合。与骨科医生的早期沟通至关重要。我不是一个动作很快的外科医生，但是我执着于 SCI 的治疗速度，因为这是我在临床上看到的以及我在实验室中所学到的：我们越快解除脊髓的压迫，结局将越好。因此，我主张在受伤后尽快转诊患者，但很快意识到这需要许多人的合作。对于 SCI 早期治疗的必要性的认识，存在巨大的系统惯性和矛盾心理，即使在我的同事中也是这样，其中许多是优秀的临床医生。于 20 世纪 60 年代安大略省开始实行社会化医疗，因此，如果未经安大略省卫生部的批准，就不可能达到我所建议的改进幅度，例如指导救护车服务。哈里·博特里尔开始了行动，并坚决支持我向他提出的建立世界上首批急性脊髓损伤病房的计划。他对卫生部很有影响力，他在战争期间从事的令人钦佩的 SCI 领域的工作，使他成为最坚决的变革倡导者。这项改革成功了。可以肯定的是，一些对急性 SCI 持有虚无主义态度的"老派学者"对此嗤之以鼻，改革受到全世界许多 SCI 专家的影响，包括英国的路德维希·古特曼爵士（Ludwig Guttman）、澳大利亚的乔治·贝德布鲁克爵士（George Bedbrook）以及波士顿的唐纳德·芒罗（Donald Munro）等美国巨头，他们认为急性 SCI 的手术治疗对脊髓是危险的，并且将对 SCI 患者的生命构成威胁。他们"知道"受伤一旦发生，一切就都结束了，你所能做的就是确保你没有造成额外的伤害。相比之下，在我们建立急性 SCI 病房的最初几年内，我们发现与之前相比，SCI 早期手术治疗确实对脊髓恢复有益，并且可以安全地实施手术[5,6]。我们还指出，在实验动物中也是如此：早期减压改善了神经功能恢复，首先在猴子中[4]，后来是在大鼠中观察到类似现象[7]。为了观察大鼠的表现，我们设计了第一个利用改良动脉瘤夹[8]制备小型动物的急性 SCI 模型，我们可以通过该模型改变大鼠脊髓的压迫力量和持续时间，这一点在猴子模型中，我们没法利用袖带来实现。这些实验的成功鼓励我启动 SCI 患者的急性脊髓损伤手术治疗研究（STASCIS）项目，以研究早期手术减压是否有益。当时，美国神经外科医师协会和神经外科医师大会神经创伤联合分会在支持这些临床试验方面发挥了重要作用。我们进行了一些令人鼓舞的初步研究[9]，然后计划在北美患者中开展早期手术减压的大规模随机对照试验[10]。遗憾的是，美国国立卫生研究院（NIH）

拒绝为 STASCIS 随机试验提供资金。然而，我们最终还是开展了这项试验，并证明了早期手术减压的价值和安全性，尽管那时，医生对于早期治疗不再持中立看法，导致随机设计无法实现。迈克尔·费林斯[11]领导了最后一项试验，该试验显示了患者 SCI 后早期脊髓减压的价值。

## 阐明脊髓损伤的病理生理学和努力提供神经保护

我被吸引到这个领域中，我试图发现受伤的脊髓里面到底发生了什么。我们目睹了安全、早期手术能使患者症状显著改善，并且它优于不进行手术的旧技术：患者经过卧床等待数月后，骨愈合时病情将最终稳定，他们不会死于压疮、尿路感染和肺栓塞。然而，我们仍然需要比皮质醇更好的药物来对抗 SCI 的恶性病理生理学改变所造成的破坏。20 世纪 60~80 年代，多个国家的研究者队伍不断发展，驱动力是国际截瘫医学会和国际神经创伤学会，他们多次在创伤性脑损伤和 SCI 研究者中召开了精彩的会议。还有像格雷姆·蒂斯代尔（Graham Teasdale）、怀斯·扬（Wise Young）、朱厄尔·奥斯特霍姆（Jewell Osterholm）、保罗·雷耶尔（Paul Reier）等巨人和先驱者，他们在实验研究中做出了伟大的贡献。朱厄尔的"去甲肾上腺素理论"风靡世界各地的多间实验室，包括我自己的实验室，采用多种方法对抗，例如，本已不足的血液流向灌注不足的半暗带组织。该小组发现了流入流出受伤组织的大量离子流，产生谷氨酸风暴，这在某种程度上诱导 NMDA 受体释放过多的钙，从而破坏神经组织。专家们预测，钙通道阻滞剂可以抵消这种情况。当时，我的 SCI 实验室已经搬到了多伦多西部医院，我们在那里度过了美好的时光，像迈克尔·费林斯（Michael Fehlings）、约翰·赫尔伯特（John Hurlbert）和迈克尔·泰米扬斯基（Michael Tymianski）这样的明星科学家可以发挥他们的才华。当时，许多国家的研究资助机构往往是在美国克里斯托弗·里夫（Christopher Reeve）和尼克·布奥尼孔蒂（Nick Buoniconti）、加拿大的里克·汉森（Rick Hansen）和芭芭拉·特恩布尔（Barbara Turnbull）以及英国和澳大利亚的斯图尔特·耶斯纳（Stuart Yesner）等名人的推动下发展起来的，他们通过公开呼吁、个人经历和恳求,大力支持 SCI 研究。此外,美国国立卫生研究院(NIH)和加拿大卫生研究院(CIHR)等政府机构纷纷支持 SCI 研究,甚至为 NASCIS 等临床试验提供资金。当时我们没有意识到这一点,但这可能是从实验室到临床 SCI 研究资金资助的"缺水期",因为从那时起,资金资助一直处于低谷。

如上所述,我联系 NIH 资助 STASCIS 试验,但未被答应。从这一切中,我们清楚地认识到阻碍开展 SCI 研究的敌人是多么强大。SCI 不仅存在电解质失衡、水肿、缺血、血管痉挛、梗死、炎症、星形胶质细胞瘢痕和 CSPG 屏障,还存在主要再生抑制剂,如 Nogo 和 RGMa 潜伏在损伤部位周围。在过去的 5 年里,由安德烈亚·莫特(Andrea Mothe)领导的实验室的工作表明,这个领域仍然很有希望。我们使用抗 RGMa 抗体恢复大鼠的一些运动和膀胱功能的积极结果,是当前在颈髓 SCI 患者中进行抗 RGMa 抗体临床试验的重要驱动因素[12,13]。低温对所有这些继发性损伤机制的有益作用,仍然是另一位超级明星,神经外科住院医师阿兰·莱维(Allan Levi),所领导的令人兴奋的研究后取得的。阿兰在这一专题文章中,对这种具有前景的疗法和迈阿密项目的持续开展提供了重要的更新内容。

因此,我给目前从事和即将开始从事的 SCI 研究者传递的信息是,在这一领域仍然需要不断的探索。请加入进来!完成这个挑战!解开这个谜团!发现 SCI 后病变中心和半暗区释放的哪种血管痉挛物质是造成损伤脊髓的创伤后缺血和梗死的主要原因[14]!

## 刺激损伤脊髓干细胞再生

1996 年,加拿大研究者宣布,成年哺乳动物脊髓含有可刺激分裂并产生新神经元和神经胶质细胞的干细胞[15]。我记得当时我认为这可能是针对我多年前在大鼠钳夹冲击 – 压迫损伤中所观察到的结果的一种解释:坏死性损伤中心的头侧和尾侧边缘的中央管内衬的室管膜细胞堆积并呈多层排列,不同于通常的单层细胞,甚至中央管也可以被复制。是的,室管膜区干细胞可解释这些事件,我们和其他人随后证明：室管膜细胞可在创伤后增殖。我们发现，在中央管内衬的一小部分室管膜细胞，实际上是多能干细胞，可以产生神经元、星形胶质细胞和少突胶质细胞。事实上，我们可以通过多种策略，包括应用生长因子，提高这些成分的增量。然而，当我们试图利用其再生潜力改善 SCI 后功能时，针对运动功能的改善令人失望[16,17]。尽管这样，针对内源性干细胞的操纵仍然是一种可行的策略。事实上，根据劳琳·哈希姆（Laureen Hachem）（现在是一名神经外科住院医师和研究生）最近的一项发现，我们 20 多年后仍在实验室里观察到了干细胞的活性。她发现，这些细胞对谷氨酸存在反常反应，谷氨酸过量可增强其体外存活和增殖[18]。

  另一个干细胞策略是将外源性干细胞移植到受损的脊髓中，以再生丢失的组织。事实上，目前实验室和 SCI 患者中的几乎所有干细胞活性都涉及各种类型的干/祖细胞的移植。对于移植，我倾向于使用神经干细胞，主要是来自诱导多能细胞的神经干细胞，以避免需要长期伴随免疫抑制。令人振奋的是，目前至少开展了 3 项在 SCI 患者中使用移植干细胞的试验，但尚未获得最终的长期结果。我认为，这些试验已经做得很好，而且是安全的。这些试验都是由私营公司发起、组织和支付费用的，费用非常高昂。细胞制备、运输、储存和安全移植到受损脊髓的技术似乎非常有效。然而，出于经济原因，通常需要缩短研究时间。令人遗憾的是，在任何国家都没有政府救助，也没有政府资助人体 SCI 的任何干细胞试验。长期随访对于评估有效性、并发症和安全性至关重要，且目前仍在等待，但由于人体中枢神经系统再生缓慢，这可能是可以接受的。

## 脊髓损伤的影像学改变

  在我的职业生涯中，SCI 成像已从 X 线平片逐渐发展为脊髓造影、计算机断层扫描（CT），再到 MRI，患者和医生对此都非常高兴。开始时，我们无法看到脊髓，然后通过 CT 和 MRI 实现了可视化。SCI 的 MRI 成像确实具有革命性，并非仅具有实验意义，肯定也有临床意义，尤其是对于不完全损伤，如中央脊髓综合征。此外，MRI 为我们提供了令人惊讶的临床证据，证明了我们在动物实验研究和 SCI 后不久死亡患者的尸检中观察到的结果，SCI 病变存在广泛的前后位和头尾方向范围和扩散。如上所述，MRI 最终仍有望成为可靠的生物判断标志手段，并提供可靠的预后信息[3]。玛乔丽·王博士（Marjorie Wang）及其同事在本专题的文章中对此进行了很好的概述。

## 脊髓损伤领域涉及多学科的特性以及对于领导力和专注力的要求

与医学的其他领域相似，SCI 患者的管理需要多学科团队，随着 SCI 病理生理学知识的积累，这一点变得更加明显。SCI 可影响许多功能，因此，多学科团队是必不可少的，这在 100 多年前就得到了公认。从受伤现场到康复再到远期，SCI 患者的护理需要一个"环境"，确保妥善地完成工作，包括向无法存活的患者临终关怀。为了给患者提供康复的"最佳机会"，通常需要很长的康复护理人员清单：社会工作者、理疗师、职业治疗师、言语治疗师和呼吸治疗师；可能需要以下全部类别的医学学科医生：重症监护医师、神经外科医生、整形外科医生、理疗师、泌尿科医生、精神科医生、神经放射科医生和其他专业医生。团队应该"在沙箱中玩得很开心"，这种情况曾经发生在我的职业生涯中，但也并不总是如此。需要领导和培养。谁能成为领导者因国家而异，通常基于传统而不是技能和才能。然而，现在已经取得了巨大进展，预期会取得更多成果。就我个人而言，与其他学科的众多从业者互动是一件很愉快的事，我想到的是康复医学界的约翰·迪图诺（John DiTunno）和理疗界的苏赫文德·卡尔西·瑞安（Sukhvinder Kalsi Ryan）这样的大师。由于特定场所的 SCI 病例数量较少，因此需要多学科团队使用专业的诊断和治疗设备。因此，必须将 SCI 护理区域化，以实现最佳结果。优质护理的高成本是驱动力。多年前，我们证明了区域化 SCI 护理可节省成本，但遗憾的是，此结果尚未发表。在许多国家，经济因素驱动了急性和康复 SCI 护理的区域化中心的开发，有时在同一地点，但通常不在同一地点。

## 对于脊髓损伤研究的支持

在过去 50 年中，针对 SCI 的理解和治疗取得了重大进展，这主要归功于许多 SCI 研究人员和临床医生的创造性，以及许多国家政府和私人基金会所提供的大量善意和资助。在此期间，美国 NIH 和加拿大 CIHR 等大型公共机构开始为 SCI 研究提供资金，并寻求对临床和基础科学 SCI 研究的研究者提供大量回馈。此外，非政府组织和基金会也为 SCI 研究提供了大量资金。在英国，由斯图尔特·耶斯纳（Stewart Yesner）创立的国际脊柱研究信托基金向包括我在内的许多国家的研究人员提供了资金。在美国和加拿大，有许多 SCI 资助者，包括克里斯托弗·里夫（Christopher Reeve）基金会、克雷格·尼尔森（Craig H. Neilsen）基金会、莫顿（Morton）治疗瘫痪基金会、里克·汉森（Rick Hansen Man in Motion）基金会和芭芭拉·特恩布尔（Barbara Turnbull）基金会。在欧洲，生命之翼（Wings for Life）脊髓研究基金会和国际截瘫研究所一直都是值得关注的资助者。在 SCI 患者中，包括克里斯托弗·里夫、斯图尔特·耶斯纳、里克·汉森、芭芭拉·特恩布尔、彼得·莫顿、克雷格·尼尔森和其他人，付出了许多慈善方面的努力。SCI 研究经费似乎在上个世纪末达到了顶峰。不幸的是，在过去 20 年中，在许多国家，用于临床和基础科学 SCI 研究的政府和非政府资金来源逐渐减少。例如，NIH 在 20 世纪 90 年代后期拒绝资助早期减压的 STASCIS 试验，事实上，NIH 资助的最后一项重大 SCI 临床试验可能是 20 世纪 80 年代甲泼尼龙的 NASCIS 试验。上述政府和私营机构（如英国的 ISRT、美国的克里斯托弗·里夫基金会和加拿大的里克·汉森基金会）也减少了 SCI 基础研究的资金，这些机构不再提供年度公开资助。另一个负面迹象是，几乎所有近期的 SCI 临床试验，无论是 Cethrin 或利鲁唑等药物试验或是干细胞试验，大多是由公司发起和公司资助的试验。政府现在把其资源不成比例地投入到较大的疾病中，以牺牲像 SCI 这样的低发病率的疾病为代价。总体资金短缺和分配不均对于当前和今后的 SCI 患者以及那些有兴趣进行 SCI 研究的研究者而言尤其不幸，他们可能像我一样热衷于研究这种不太"受欢迎"的疾病，但被迫加入拥有更多资源的"大人物"。

### 脊髓损伤的流行病学与预防

各国之间在 SCI 发病率方面始终存在明显差异，这些差异往往与一国所拥有的机动车数量或危险工作场所相关。就风险而言，车祸、运动和娱乐造成的伤害在许多国家占主导地位，而工作和暴力（包括家庭暴力）造成的伤害则不那么常见。SCI 患者一直以男性为主，男性与女性的比例通常为 5：1[19]。在除跌倒之外的大多数损伤机制中，年轻人的发生率较高，但随着损伤预防的改进，运动变得更加安全，包括更安全的娱乐活动，如潜水，年轻人中的 SCI 发生率正在下降。随着更多人的寿命延长，老年人的跌倒事件正在将 SCI 的人口统计学特征转向老年人群，甚至男女比例也变得相近[20,21]。在约翰·赫尔伯特（John Hurlbert）的关于中央脊髓综合征专题的文章中，对此也做了很好的描述。

SCI 有效预防措施的例子包括体育和广泛的娱乐活动，如冰球运动中提高预防意识和针对从背后击球的处罚更为严厉，以及赛车运动中的头部和脊柱固定系统。至于预防机动车碰撞导致 SCI，现在在所有机动车中广泛安装和使用了安全带和安全气囊。如果乘员在碰撞期间留在车内，SCI 的发生率会下降。在工作环境中，提高培训和使用安全带是有效的。SCI 在老年人中最常见的发生机制是在家中跌倒，正在通过关注老年人的跌倒预防计划来予以解决。即使在 21 世纪，预防 SCI 仍然是治疗这种灾难性损伤的最有效方法。

### 总结

感谢读者们让我有机会回忆和评论 SCI 领域的概况和我的个人经历。参与这一编写令我非常激动，我希望今后将继续为读者带来同样的兴奋，并为那些承受 SCI 的患者带来更多的获益。

查尔斯·H.塔特，OC，医学博士，FRCSC，FACS
多伦多西部医院神经外科

# 参考文献

1. Tator CH. Experimental circumferential compression injury of primate spinal cord. Proc Veterans Adm Spinal Cord Inj Conf 1971;18:2–5.

2. Tator CH, Rowed DW, Schwartz ML. Sunnybrook cord injury scales for assessing neurological injury and recovery. In: Tator CH, editor. Early management of acute spinal cord injury. New York: Raven Press; 1982.

3. Freund P, Seif M, Weiskopf N, et al. MRI in traumatic spinal cord injury: from clinical assessment to neuroimaging biomarkers. Lancet Neurol 2019; 18(12):1123–1135.

4. Tator CH. Acute spinal cord injury in primates produced by an inflatable extradural cuff. Can J Surg 1973;16(3):222–231.

5. Tator CH, Edmonds VE. Acute spinal cord injury: analysis of epidemiologic factors. Can J Surg 1979;22(6):575–578.

6. Tator CH, Rowed DW. Current concepts in the immediate management of acute spinal cord injuries. Can Med Assoc J 1979;121(11):1453–1464.

7. Dolan EJ, Tator CH, Endrenyi L. The value of decompression for acute experimental spinal cord compression injury. J Neurosurg 1980;53(6): 749–755.

8. Rivlin AS, Tator CH. Effect of duration of acute spinal cord compression in a new acute cord injury model in the rat. Surg Neurol 1978;10(1):38–43.

9. Ng WP, Fehlings MG, Cuddy B, et al. Surgical treatment for acute spinal cord injury study pilot study #2: evaluation of protocol for decompressive surgery within 8 hours of injury. Neurosurg Focus 1999;6(1):e3.

10. Tator CH, Fehlings MG, Thorpe K, et al. Current use and timing of spinal surgery for management of acute spinal surgery for management of acute spinal cord injury in North America: results of a retrospective multicenter study. J Neurosurg 1999;91(1 Suppl):12–18.

11. Wilson JR, Grossman RG, Frankowski RF, et al. A clinical prediction model for long-term functional outcome after traumatic spinal cord injury based on acute clinical and imaging factors. J Neurotrauma 2012;29(13):2263–2271.

12. Mothe AJ, Tassew NG, Shabanzadeh AP, et al. RGMa inhibition with human

monoclonal antibodies promotes regeneration, plasticity and repair, and attenuates neuropathic pain after spinal cord injury. Sci Rep 2017;7(1):10529.

13. Mothe AJ, Coelho M, Huang L, et al. Delayed administration of the human anti-RGMa monoclonal antibody elezanumab promotes functional recovery including spontaneous voiding after spinal cord injury in rats. Neurobiol Dis 2020;143:104995.

14. Koyanagi I, Tator CH, Lea PJ. Three-dimensional analysis of the vascular system in the rat spinal cord with scanning electron microscopy of vascular corrosion casts. Part 2: acute spinal cord injury. Neurosurgery 1993;33(2):285–291 [discussion: 292].

15. Weiss S, Dunne C, Hewson J, et al. Multipotent CNS stem cells are present in the adult mammalian spinal cord and ventricular neuroaxis. J Neurosci 1996; 16(23):7599–7609.

16. Kojima A, Tator CH. Epidermal growth factor and fibroblast growth factor 2 cause proliferation of ependymal precursor cells in the adult rat spinal cord in vivo. J Neuropathol Exp Neurol 2000;59(8): 687–697.

17. Kojima A, Tator CH. Intrathecal administration of epidermal growth factor and fibroblast growth factor 2 promotes ependymal proliferation and functional recovery after spinal cord injury in adult rats. J Neurotrauma 2002;19(2):223–238.

18. Hachem LD, Mothe AJ, Tator CH. Unlocking the paradoxical endogenous stem cell response after spinal cord injury. Stem Cells 2020;38(2): 187–194.

19. Tator CH. Catastrophic injuries in sports and recreation, causes and prevention: a Canadian study. Toronto: University of Toronto Press; 2008. p. 761.

20. Chen Y, Tang Y, Allen V, et al. Fall-induced spinal cord injury: external causes and implications for prevention. J Spinal Cord Med 2016;39(1):24–31.

21. Selvarajah S, Hammond ER, Haider AH, et al. The burden of acute traumatic spinal cord injury among adults in the united states: an update. J Neurotrauma 2014;31(3):228–238.

# 第一部分　SCI 的基础知识

# 第一章　脊髓损伤的病理生理学

劳琳·D.哈希姆，医学博士；迈克尔·G.费林斯，医学博士

## 关键词

- 脊髓损伤，发病机制，继发性损伤，可塑性，神经环路

## 要点

- 脊髓损伤（SCI）的病理生理过程包括原发性的机械损伤和继发性的细胞和分子事件级联反应，继发性损伤会进一步扩大组织损伤。
- SCI 的继发性化学损伤可分为急性期、亚急性期和慢性期。
- 患者的神经元损伤会导致控制呼吸、运动、膀胱功能和自主神经调节的重要神经中继环路破坏。
- SCI 后，内源性修复机制导致产生新的神经连接，环路的修复基于神经突触的可塑性，这种修复可能适合也可能不适合。
- 了解整体神经网络的改变、影响细胞命运的损伤介质和不同损伤模式的病理生理学差异，是 SCI 首要的临床研究课题。

## 第一节　引　言

脊髓损伤（SCI）会触发复杂的分子和化学级联反应，导致进行性的细胞死亡和组织损伤[1,2]。近一个世纪的基础科学研究揭示了 SCI 病理生理学基础的重要机制，并为开发有前景的实验性治疗策略提供了有用信息。然而，这些治疗策略的有效临床转化需要更进一步的研究，包括损伤导致的时空整体的级联信号、不同损伤模式发病机制的异质性以及 SCI 后发生的整体神经网络水平变化。

近年来，新型遗传技术、先进的影像学技术和神经环路策略的问世，促进了 SCI 后的细胞间复杂相互作用和网络变化的发现，这些发现改变了我们对动态损伤环境的理解。

本著作中，作者回顾了 SCI 随时间变化的病理生理学特点，重点关注继发性损伤的关键分子和细胞中介。强调了 SCI 后发生的神经环路改变的前沿见解，并描述了这些变化如何在很大程度上决定慢性损伤环境。作者将这些重要的基础科学概念与新型实验疗法的临床意义联系起来。最后，概述了 SCI 发病机制研究出现的新概念，这些概念正在将基础研究转变为新的临床治疗范式。

# 第二节　损伤阶段

SCI 的原发性机械损伤机制可能有多种，包括压迫、挫伤、横断和剪切力[3]。过去，SCI 的典型表型是年轻患者中的高能量损伤，导致严重的脊髓损伤和完全的神经损伤。然而，随着人口迅速老龄化，在老年患者中观察到 SCI 的比例不断增高，这是由于退行性脊髓型颈椎病在慢性压迫的背景下造成的轻度创伤，导致不完全损伤[4]。然而，导致脊髓压迫的原发性机械损伤触发了复杂的分子和细胞级联，称为继发性损伤，造成进一步组织破坏。为了减轻这些影响，现行临床实践指南建议在 SCI 后出现持续压迫时，实施早期减压手术[5]。

SCI 的继发性损伤分为急性、亚急性和慢性期（表 1-1）[6]。急性损伤环境（包括 SCI 后的最初 48 h）的特征是离子稳态骤然改变、氧自由基的释放以及过多兴奋性神经递质压垮了内源性细胞修复系统，导致广泛的神经元和胶质细胞死亡。还将出现较严重的炎症反应，表现为血－脊髓屏障通透性增高和循环中白细胞的浸润。SCI 后持续长达 2 周的亚急性期的特征是损伤部位成熟稳定，病变中心的周围出现神经胶质瘢痕，并释放生长抑制分子，这些是影响内源性再生能力的关键事件。SCI 的慢性阶段在很大程度上取决于残留的神经回路重塑和新的神经网络再生，这些新的神经网络会同时导致适合和不适合的神经可塑性。

**表 1-1　创伤性 SCI 后的原发性和继发性损伤机制**

| 原发性损伤 | 继发性损伤 | | |
| --- | --- | --- | --- |
| | 急性 | 亚急性 | 慢性 |
| • 压迫 | • 低血压和缺血 | • 细胞凋亡 | • 神经回路改变 |
| • 挫伤 | • 兴奋性毒性和离子失衡 | • 神经轴突生长抑制因子 | • 脊髓空洞形成 |
| • 横断 | • 氧化应激 | • 神经胶质瘢痕形成 | |
| • 剪切 | • 炎症反应 | | |
| | • 水肿 | | |

# 第三节　脊髓损伤致病的分子和化学介质

## 一、缺血和血管介质

SCI 后，由于血管调节功能受损和全身性低血压会使脊髓血流不足，这是造成损伤的主要原因。在脊髓低灌注的数秒钟内，储存的细胞三磷酸腺苷（ATP）耗尽，导致线粒体功能障碍和细胞死亡。此外，血 – 脊髓屏障破坏将导致血管源性水肿和血流受损。直接压迫、中央出血和局部血管痉挛，进一步扩散缺血级联反应[7]。为了减轻这些影响，现行指南建议 SCI 后第一周维持平均动脉压大于 85 mmHg[8]。临床研究进一步证明了维持充分脊髓灌注的重要性，证明脊髓灌注压（spinal cord perfusion pressure, SCPP）大于 50 mmHg 是 SCI 后神经功能恢复改善的一个预测因素[9]。因此，SCPP 可能是指导临床中 SCI 患者管理的一个有用参数。

## 二、兴奋性毒性和离子失衡

离子失衡是 SCI 继发性损伤的一个关键标志。伤者的细胞直接机械损伤触发高浓度兴奋性神经递质的释放，进而诱导神经元和神经胶质细胞的细胞内钙离子大量流入，激活下游凋亡途径[10,11]。由于通过电压门控钠通道的过量钠离子流入和 $Na^+$-$K^+$-ATP 酶的功能失调导致 $Na^+$ 缺乏有效外排，细胞内 $Na^+$ 浓度相应增高。

这将导致进行性酸中毒和细胞毒性水肿。关于 SCI 后离子稳态和兴奋性神经递质改变的大量研究都集中在损伤急性期。然而，初始损伤将导致离子通道和神经递质受体长时间的变化，从而损害慢性期的神经信号和神经元可塑性[12,13]。

## 三、氧化应激

SCI 后产生的缺血性损伤和细胞功能失调将导致自由基（如活性氧和活性氮物质）的形成，这些自由基使得正常的细胞抗氧化系统崩溃[14]。自由基对线粒体功能产生不利影响，并在损伤数小时内发生线粒体生物能量的改变[15]。线粒体功能障碍将产生毒性介质并损害 ATP 的形成，进一步加重初始的损伤。在 SCI 的临床前模型中，针对线粒体功能障碍是一种具有前景的治疗策略[16]。

## 四、炎症反应

急性 SCI 将导致细胞因子产生和损伤部位的白细胞浸润。SCI 后免疫细胞募集的发展过程是在损伤后最初几个小时内完成的，损伤区将出现中性粒细胞浸润，随后在损伤区出现小胶质细胞和外周单核细胞转变的巨噬细胞，持续数周之久[17,18]。后续发生的炎症级联反应在组织再生中发挥双重作用。活化的小胶质细胞将分泌促炎细胞因子和细胞毒性因子，促进细胞死亡。此外，白细胞浸润导致基质金属蛋白酶的产生，后者可降解细胞外基质成分，引发组织损伤、血 – 脊髓屏障破坏和水肿[19]。活化的小胶质细胞可诱导 SCI 后具有神经毒性的一种反应性星形胶质细胞亚型的活性，从而导致神经元和胶质细胞死亡[20]。然而，小胶质细胞对于神经胶质瘢痕也有必要的益处。在 SCI 动物模型中，消除小胶质细胞将导致异常瘢痕形成、外周髓系细胞浸润增加和组织缺失增加[21]。

## 五、生长抑制因子

SCI 将导致许多抑制性分子上调，限制轴突生长和突触可塑性。Nogo-A 是一种糖基化跨膜蛋白，是研究最为广泛的一种分子，它通过 Nogo-66 和 NiG 结构域对神经元发挥抑制作用。已证明抗 Nogo 抗体可有效改善 SCI 后的运动恢复，目前正在 SCI 患者中针对该策略进行临床研究 [22,23]。作用于参与生长抑制因子信号传导的下游分子通路提供了一种增强 SCI 后神经再生的替代策略。细胞内 GTPase RhoA 及其下游效应物 Rho 相关激酶是许多髓鞘抑制蛋白的常见靶点。RhoA 通路的激活可抑制肌动蛋白细胞骨架形成并限制轴突生长。尽管 Rho 抑制剂在临床前 SCI 模型中显示出了应用前景，但最近一项 Rho 抑制剂临床试验未能在中期分析中显示疗效，因此导致研究提前终止。

## 六、反应性神经胶质增生和瘢痕形成

急性 SCI 与反应性星形胶质细胞激活相关，可在损伤部位周围形成胶质瘢痕。尽管传统上被视为在 SCI 发病机制中发挥负面作用，但越来越多的证据表明这些细胞亦在再生和恢复中发挥了重要作用 [24]。事实上，由于轴突生长 – 支持成分减少，阻断胶质瘢痕的形成会减少 SCI 后的轴突再生 [25]。此外，新出现的证据表明星形胶质细胞可能在神经发生中发挥了作用，其中，损伤相关信号诱导实质星形胶质细胞产生新的神经元 [26,27]。

尽管神经胶质瘢痕具有积极作用，但一些瘢痕中的有害物质也是治疗的重要目标，其中研究最广泛的分子是硫酸软骨素蛋白聚糖（chondroitin sulfate proteoglycan, CSPG），它由反应性神经胶质细胞所分泌，可抑制轴突生长和可塑性。软骨素酶是一种可降解 CSPG 的酶，已在 SCI 的大型动物临床前模型中显示出具有前景的结果 [28]。软骨素酶与神经干细胞的联合应用，以及借助新型药物递送平台（如转基因病毒载体），已成为减轻神经胶质瘢痕负面影响并促进 SCI 后神经再生的策略 [29,30]。

## 第四节　神经环路改变

包括 SCI 急性和亚急性阶段的生化和分子级联反应导致广泛的神经元和胶质

细胞死亡，导致控制重要功能（如运动、呼吸和膀胱调节）的神经环路受到破坏。因此，损伤的慢性期定义为残余神经环路的重塑和新神经连接的形成时期。尽管这种内源性的可塑性可作为自发恢复的基础，但它也是许多异常环路形成的基础（表 1-2）。

表 1-2　脊髓损伤后的神经环路改变

| 系统 | 病理生理学 |
| --- | --- |
| 自主神经调节 | • $T_6$ 上方 SCI 破坏了 SPN 的下行控制<br>• 最初丧失 SPN 上级的调节可减少交感神经信号下传<br>• 神经环路重组导致 SPN 过度兴奋<br>• 损伤平面下方的背角中的伤害性 C 纤维的过度新生，促进了 SPN 的过度兴奋<br>• 在传递来自腰骶髓中央管背侧灰质后连合的上行信号的固有脊髓束中轴突新生，促进了膀胱或结肠扩张刺激所诱导的反射障碍 |
| 呼吸控制 | • 高位颈椎 SCI 将导致控制膈肌功能的膈神经纤维的轴突变性<br>• 控制对于呼吸功能很重要的肋间和腹部肌肉的呼吸运动神经元的椎管上级输入丧失<br>• SCI 后，将产生自发的脊髓源性膈肌运动节律 |
| 运动网络 | • CPG 和反射通路的变化发生在损伤平面以下<br>• SCI 后，大脑中的主要运动和感觉区域之间的功能连通性将下降 |
| 膀胱调节 | • 募集无髓鞘 C 纤维将导致潜伏期缩短和神经源性逼尿肌过度活动<br>• 将发生逼尿肌括约肌协同失调，导致膀胱出口梗阻和膀胱肥大 |

缩略语：CPG，中央模式发生器；SPN，交感神经节前神经元。

## 一、自主神经功能障碍

发生在 $T_6$ 平面以上的 SCI 破坏了胸腰椎交感神经节前神经元（sympathetic preganglionic neuron, SPN）的下行控制，导致自主神经反射异常。几种细胞机制促进了这种现象的发生。最初，丧失 SPN 上级的调节可减少交感神经信号下传。然而，在损伤的慢性阶段，神经环路的重组将导致 SPN 过度兴奋和针对外周刺激的交感神经反射过度。损伤平面下方的背角中的伤害性 C 纤维的过度新生，将导致 SPN 通过固有中继神经元的过度兴奋。在传递来自腰骶髓中央管背侧灰质后连合的上行信号的固有脊髓束中也观察到轴突新生，这可能是在膀胱或结肠扩张刺激中观察到的反射障碍的基础[31]。SCI 后，外周儿茶酚胺敏感性的改变进一步增强了自主神经异常反射中的血液循环反应。

## 二、呼吸环路

由于控制膈肌功能的膈神经纤维轴突变性，以及控制肋间和腹部肌肉的呼吸运动神经元的上级输入丧失，高位颈椎 SCI 将导致呼吸功能障碍。针对 SCI 后发生的呼吸环路变化的研究，揭示了存在自发性脊髓源性膈肌运动节律的可能性。实际上，在啮齿类动物的 $C_2$ 脊柱损伤的同侧和尾侧膈神经运动神经元中发生了相位性爆发，这种放电模式与未损伤的对侧神经不同，表明在损伤背景中存在一种固有的脊柱节律[32,33]。调节脊髓呼吸节律可作为高位颈椎 SCI 后改善呼吸功能的一个方式。最近，在多个 SCI 动物模型中，已证明了刺激颈髓中部兴奋性中间神经元可维持呼吸[34]。

## 三、运动网络

越来越多的证据表明，运动环路的模块化结构[35]，具有节律和模式生成网络[36,37]。在 SCI 动物模型中进行的多项研究表明，SCI 后的特定步态参数具有明显的时序变化模式，亦有证据表明脊椎 CPG 控制屈肌和伸肌的独立调节[38]。了解健康和疾病状态下脊髓运动系统的复杂调节，为治疗方案设计提供了重要靶点。最近的研究发现，在啮齿类动物中，通过颈椎兴奋性中间神经元针对腰椎节律生成环路进行体感皮层控制，这可能成为调节损伤后运动的治疗靶点[39]。SCI 后通过电刺激[40]、脑控神经调节方法[41]和组合药理学调节运动网络的策略，有望实现临床转化[42]。

## 四、膀胱调节

排尿反射的改变构成了 SCI 后膀胱功能障碍的神经基础。在正常情况下，进入背根神经节的有髓鞘的 Aδ 纤维携带了膀胱扩张的传入信息[43]。损伤后突触重塑将通过募集无髓鞘 C 纤维以中继反射信息，造成潜伏期缩短和神经源性逼尿肌过度活动。这通常将伴随逼尿肌括约肌协同失调，导致膀胱出口梗阻和随后出现的膀胱肥大[44]。

SCI 后膀胱功能障碍的发病机制中特定的分子靶点已经确认。SCI 后，在神经源性膀胱中观察到了嘌呤 P2X3 受体表达增加，P2X3 拮抗剂可改善动物模型的膀胱功能[45]。此外，proNGF/p75 信号传导失调促进了 SCI 后膀胱功能障碍，通过药物阻断该通路可改善排尿反射[46]。抗 RGMa 抗体[47] 和抗 Nogo 抗体[48] 均在减轻 SCI 后膀胱功能障碍方面显示出积极结果；然而，这些效应的确切分子机制尚需要进一步研究。作为 SCI 后膀胱功能障碍的补充治疗策略，目前正在研究新的电刺激和磁刺激神经调控[49,50]。

# 第五节　脊髓损伤发病机制研究的新概念

## 一、桥接损伤的异质性和病理生理学

关于 SCI 病理生理学机制的研究中，很少在基础神经生物学层面上考虑损伤严重程度、损伤平面或机制的影响。然而，在损伤表型和临床病程上观察到的患者间异质性表明，在分子和细胞水平上可能存在重要差异。

最近在 SCI 啮齿类动物模型中进行的研究显示，颈椎和胸椎损伤之间的免疫应答存在平面依赖性差异。具体而言，与胸椎损伤相比，颈椎 SCI 与促炎和抗炎蛋白表达减少相关，原因可能部分是由于在较高平面 SCI 中观察到交感神经失调[51]。此外，不同的损伤严重程度导致残留的神经网络出现差异，完全横断导致上级输入丧失更为明显，而轻度损伤则可能导致部分传入神经失神经，并相对保留上级信号[52]。不同的环境可能导致内源性可塑性和修复反应存在差异。

中央脊髓损伤的例子使脊髓损伤异质性的重要性在病理生理水平上得到了最佳体现。尽管一度曾有研究者认为，与这种疾病中的上肢功能相比，下肢不成比例的保留是与皮质脊髓束的上下肢躯体定位的分布相关的，但越来越多的证据对这一理念提出了挑战 [53,54]。事实上，尚未在人体中发现脊髓中的躯体定位分布，相反，所产生的临床表现可能是由于保留了有助于下肢功能的锥体外系 [55]。

## 二、细胞命运的损伤依赖性介质

干细胞疗法已成为促进受损细胞再生的重要策略。最近的研究发现严重损伤诱导的一些线索，这些线索将内源性和移植的干细胞分化为特定谱系。SCI 激活神经干细胞中的 Notch 信号传导，并促进分化转换为星形胶质细胞。随后证明了阻断 Notch 信号传导的策略可增强移植干细胞的神经元分化并促进功能恢复 [56]。此外，已发现 ErbB 酪氨酸激酶受体信号传导可控制 SCI 后的少突胶质细胞祖细胞转化和自发髓鞘再生 [57]。最近，发现内源性脊髓神经干细胞的一种潜在分化潜力，这一分化潜力仅在损伤后才被发现，可促进分化为少突胶质细胞 [58]。这项工作显示出可通过调控干细胞向神经元或少突胶质细胞表型分化来提高干细胞治疗的有效性。

## 三、脊髓之外：总体网络可塑性

尽管关于 SCI 发病机制的讨论历来侧重于脊髓内的变化，但强有力的证据表明 SCI 后会发生重要的皮层变化。脑神经网络的这些变化可能对可塑性过程产生深远影响，并可作为治疗反应的潜在生物标志物。

众所周知，SCI 可诱导运动和感觉皮层重塑；然而，功能性 MRI 技术的进步，增强了我们对于 SCI 后发生的神经网络水平上的变化的了解。动物和人体研究均报告了 SCI 后脑内主要运动和感觉区域之间的功能连接的减少。相比之下，SCI 后主要感觉皮质和壳核 / 前扣带回疼痛相关区域之间形成连接增加，表明这些连接和神经性疼痛反应可能存在相关性 [59,60]。此外，运动和感觉系统的进行性萎缩和显微结构变化似乎与临床结局相关，使用这些参数作为临床生物标志物的希望大大增加 [61,62]。

# 第六节　总　结

SCI 后发生的分子和化学事件组成的复杂级联反应，在脊髓内形成了不利环境，诱导广泛的细胞死亡并限制组织再生。在 SCI 的临床前模型中，这一级联的每个组成部分都是具有前景的治疗策略的目标（表 1-3）。随着遗传和分子技术的进步以及研究皮质和脊髓神经环路的辅助工具日益增多，未来几年将加速我们对于损伤基础过程的理解，以有效地将实验性疗法向临床转化。

### 表 1-3　针对脊髓损伤继发性损伤介质的治疗策略

| 策略 | 机制 | 研究阶段 |
| --- | --- | --- |
| 米诺环素 | • 线粒体稳定和凋亡途径激活减少<br>• TNFα、IL-1β、NOS 下调 | 临床试验（Ⅲ期） |
| 利鲁唑 | • 电压门控钠通道失活<br>• 细胞外谷氨酸再摄取量增加<br>• 细胞内钠和钙以及细胞外谷氨酸量减少 | 临床试验（Ⅱ/Ⅲ期） |
| 粒细胞集落刺激因子 | • 抑制促炎细胞因子、MMP 和凋亡途径<br>• 中性粒细胞浸润减少<br>• 损伤部位祖细胞的募集和整合 | 临床试验（Ⅰ/Ⅱ期） |
| 抗 Nogo-A 抗体 | • 通过 Rho-ROCK 通路抑制 Nogo-A 信号传导 | 临床试验（Ⅱ期） |
| 干细胞移植 | • 临床试验中的各种细胞来源，包括 OPC、Schwann 细胞、脐带源性干细胞、BMSC<br>• 替换丧失的神经元和少突胶质细胞、髓鞘再生、有益营养因子的分泌 | 临床试验（不同阶段） |
| 低温 | • 减少自由基和兴奋性毒性神经递质释放<br>• 保持 BSCB 完整性，减少宿主炎症反应<br>• 诱导具有神经保护特性的冷诱导蛋白 | 临床试验 |
| 软骨素酶 | • 胶质瘢痕内抑制性 CSPG 降解，促进轴突芽生 | 临床前 |
| 抗 RGMa 抗体 | • 通过 Neogenin 受体阻断抑制性 RGMa 信号传导<br>• 增强神经元存活、可塑性和 CST 轴突生长 | 临床前 |

缩略语：BMSC，骨髓基质细胞；BSCB，血 – 脊髓屏障；CST，皮质脊髓束；IL-1β，白介素 -1β；RGMa，排斥性引导分子 a；TNFα，肿瘤坏死因子 α。

## 临床治疗要点

- 保持足够的脊髓血流量以及早期手术减压对于缓解 SCI 的急性损伤效应至关重要。

- 针对 SCI 继发性损伤级联反应的神经保护和神经再生疗法正在向临床转化中。

- 了解 SCI 后发生的神经环路变化有助于针对性的治疗，重塑受损的神经网络并减少异常环路形成。

- 新型康复和电刺激策略有望恢复 SCI 后受损的神经环路。

# 参考文献

1. Allen AR. Surgery for experimental lesions of spinal cord equivalent to crush injury of fracture dislocation of spinal column: a preliminary report. JAMA 1911;57:878–880.

2. Tator CH, Fehlings MG. Review of the secondary injury theory of acute spinal cord trauma with emphasis on vascular mechanisms. J Neurosurg 1991;75(1):15–26.

3. Alizadeh A, Dyck SM, Karimi-Abdolrezaee S. Traumatic spinal cord injury: an overview of pathophysiology, models and acute injury mechanisms. Front Neurol 2019;10:282.

4. Wilson JR, Cronin S, Fehlings MG, et al. Epidemiology and impact of spinal cord injury in the elderly: results of a fifteen-year population-based cohort study. J Neurotrauma 2020;37(15):1740–1751.

5. Fehlings MG, Vaccaro A, Wilson JR, et al. Early versus delayed decompression for traumatic cervical spinal cord injury: results of the Surgical Timing in Acute Spinal Cord Injury Study (STASCIS). PLoS One 2012;7(2):e32037.

6. Hachem LD, Ahuja CS, Fehlings MG. Assessment and management of acute spinal cord injury: from point of injury to rehabilitation. J Spinal Cord Med 2017;40(6):665–675.

7. Mautes AE, Weinzierl MR, Donovan F, et al. Vascular events after spinal cord injury: contribution to secondary pathogenesis. Phys Ther 2000;80(7):673–687.

8. Hawryluk G, Whetstone W, Saigal R, et al. Mean arterial blood pressure correlates with neurological recovery after human spinal cord injury: analysis of high frequency physiologic data. J Neurotrauma 2015;32(24):1958–1967.

9. Squair JW, Bélanger LM, Tsang A, et al. Spinal cord perfusion pressure predicts neurologic recovery in acute spinal cord injury. Neurology 2017;89(16):1660–1667.

10. Xu GY, Hughes MG, Ye Z, et al. Concentrations of glutamate released following spinal cord injury kill oligodendrocytes in the spinal cord. Exp Neurol 2004;187(2):329–336.

11. Xu GY, Liu S, Hughes MG, et al. Glutamate-induced losses of oligodendrocytes and neurons and activation of caspase-3 in the rat spinal cord. Neuroscience 2008;153(4):1034–1047.

12. Garcia VB, Abbinanti MD, Harris-Warrick RM, et al. Effects of chronic spinal cord injury on relationships among ion channel and receptor mrnas in mouse lumbar spinal cord. Neuroscience 2018;393:42–60.

13. Grossman SD, Wolfe BB, Yasuda RP, et al. Changes in NMDA receptor subunit expression in response to contusive spinal cord injury. J Neurochem 2000;75(1):174–184.

14. Visavadiya NP, Patel SP, VanRooyen JL, et al. Cellular and subcellular oxidative stress parameters following severe spinal cord injury. Redox Biol 2016;8:59–67.

15. Sullivan PG, Krishnamurthy S, Patel SP, et al. Temporal characterization of mitochondrial bioenergetics after spinal cord injury. J Neurotrauma 2007;24(6):991–999.

16. Rabchevsky AG, Michael FM, Patel SP. Mitochondria focused neurotherapeutics for spinal cord injury. Exp Neurol 2020;330:113332.

17. Greenhalgh AD, David S. Differences in the phagocytic response of microglia and peripheral macrophages after spinal cord injury and its effects on cell death. J Neurosci 2014;34(18):6316–6322.

18. Okada S. The pathophysiological role of acute inflammation after spinal cord injury. Inflamm Regen 2016;36:20.

19. Noble LJ, Donovan F, Igarashi T, et al. Matrix metalloproteinases limit functional recovery after spinal cord injury by modulation of early vascular events. J Neurosci 2002;22(17):7526–7535.

20. Liddelow SA, Guttenplan KA, Clarke LE, et al. Neurotoxic reactive astrocytes are induced by activated microglia. Nature 2017;541(7638):481–487.

21. Bellver-Landete V, Bretheau F, Mailhot B, et al. Microglia are an essential component of the neuroprotective scar that forms after spinal cord injury. Nat Commun 2019;10(1):518.

22. Chen K, Marsh BC, Cowan M, et al. Sequential therapy of anti-Nogo-A antibody treatment and treadmill training leads to cumulative improvements after spinal cord injury in rats. Exp Neurol 2017;292:135–144.

23. Kucher K, Johns D, Maier D, et al. First-in-man intrathecal application of neurite growth-promoting antinogo-a antibodies in acute spinal cord injury. Neurorehabil Neural Repair 2018;32(6–7):578–589.

24. Bradbury EJ, Burnside ER. Moving beyond the glial scar for spinal cord repair. Nat Commun 2019;10(1):3879.

25. Anderson MA, Burda JE, Ren Y, et al. Astrocyte scar formation aids central nervous system axon regeneration. Nature 2016;532(7598):195–200.

26. Magnusson JP, Zamboni M, Santopolo G, et al. Activation of a neural stem cell transcriptional program in parenchymal astrocytes. Elife 2020;9:e59733.

27. Zamboni M, Llorens-Bobadilla E, Magnusson JP, et al. A widespread neurogenic potential of neocortical astrocytes is induced by injury. Cell Stem Cell 2020;27(4):605–617.

28. Rosenzweig ES, Salegio EA, Liang JJ, et al. Chondroitinase improves anatomical and functional outcomes after primate spinal cord injury. Nat Neurosci 2019;22(8):1269–1275.

29. Burnside ER, De Winter F, Didangelos A, et al. Immune-evasive gene switch enables regulated delivery of chondroitinase after spinal cord injury. Brain 2018;141(8):2362–2381.

30. Suzuki H, Ahuja CS, Salewski RP, et al. Neural stem cell mediated recovery is

enhanced by Chondroitinase ABC pretreatment in chronic cervical spinal cord injury. PLoS One 2017;12(8):e0182339.

31. Eldahan KC, Rabchevsky AG. Autonomic dysreflexia after spinal cord injury: Systemic pathophysiology and methods of management. Auton Neurosci 2018;209:59–70.

32. Sunshine MD, Sutor TW, Fox EJ, et al. Targeted activation of spinal respiratory neural circuits. Exp Neurol 2020;328:113256.

33. Ghali MG, Marchenko V. Patterns of phrenic nerve discharge after complete high cervical spinal cord injury in the decerebrate rat. J Neurotrauma 2016;33(12):1115–1127.

34. Satkunendrarajah K, Karadimas SK, Laliberte AM, et al. Cervical excitatory neurons sustain breathing after spinal cord injury. Nature 2018;562(7727):419–422.

35. Bellardita C, Kiehn O. Phenotypic characterization of speed-associated gait changes in mice reveals modular organization of locomotor networks. Curr Biol 2015;25(11):1426–1436.

36. Pocratsky AM, Burke DA, Morehouse JR, et al. Reversible silencing of lumbar spinal interneurons unmasks a task-specific network for securing hindlimb alternation. Nat Commun 2017;8(1):1963.

37. Kiehn O. Decoding the organization of spinal circuits that control locomotion. Nat Rev Neurosci 2016;17(4):224–238.

38. Martinez M, Delivet-Mongrain H, Leblond H, et al. Incomplete spinal cord injury promotes durable functional changes within the spinal locomotor circuitry. J Neurophysiol 2012;108(1):124–134.

39. Karadimas SK, Satkunendrarajah K, Laliberte AM, et al. Sensory cortical control of movement. Nat Neurosci 2020;23(1):75–84.

40. Marquez-Chin C, Popovic MR. Functional electrical stimulation therapy for restoration of motor function after spinal cord injury and stroke: a review. Biomed Eng Online 2020;19(1):34.

41. Bonizzato M, Pidpruzhnykova G, DiGiovanna J, et al. Brain-controlled modulation of spinal circuits improves recovery from spinal cord injury. Nat Commun

2018;9(1):3015.

42. Taccola G, Salazar BH, Apicella R, et al. Selective Antagonism of A1 adenosinergic receptors strengthens the neuromodulation of the sensorimotor network during epidural spinal stimulation. Front Syst Neurosci 2020;14:44.

43. Hamid R, Averbeck MA, Chiang H, et al. Epidemiology and pathophysiology of neurogenic bladder after spinal cord injury. World J Urol 2018;36(10):1517–1527.

44. de Groat WC, Yoshimura N. Mechanisms underlying the recovery of lower urinary tract function following spinal cord injury. Prog Brain Res 2006;152:59–84.

45. Andersson KE. Potential future pharmacological treatment of bladder dysfunction. Basic Clin Pharmacol Toxicol 2016;119(Suppl 3):75–85.

46. Ryu JC, Tooke K, Malley SE, et al. Role of proNGF/ p75 signaling in bladder dysfunction after spinal cord injury. J Clin Invest 2018;128(5):1772–1786.

47. Mothe AJ, Coelho M, Huang L, et al. Delayed administration of the human anti-RGMa monoclonal antibody elezanumab promotes functional recovery including spontaneous voiding after spinal cord injury in rats. Neurobiol Dis 2020;143:104995.

48. Schneider MP, Sartori AM, Ineichen BV, et al. AntiNogo-A antibodies as a potential causal therapy for lower urinary tract dysfunction after spinal cord injury. J Neurosci 2019;39(21):4066–4076.

49. Niu T, Bennett CJ, Keller TL, et al. A proof-of-concept study of transcutaneous magnetic spinal cord stimulation for neurogenic bladder. Sci Rep 2018;8(1):12549.

50. Kreydin E, Zhong H, Latack K, et al. Transcutaneous Electrical Spinal Cord Neuromodulator (TESCoN) improves symptoms of overactive bladder. Front Syst Neurosci 2020;14:1.

51. Hong J, Chang A, Zavvarian MM, et al. Level-specific differences in systemic expression of proand anti-inflammatory cytokines and chemokines after spinal cord injury. Int J Mol Sci 2018;19(8):2167.

52. Hong J, Chang A, Liu Y, et al. Incomplete spinal cord injury reverses the level-dependence of spinal cord injury immune deficiency syndrome. Int J Mol Sci 2019;20(15):3762.

53. Lawrence DG, Kuypers HG. The functional organization of the motor system in the

monkey. I. The effects of bilateral pyramidal lesions. Brain 1968; 91(1):1–14.

54. Quencer RM, Bunge RP, Egnor M, et al. Acute traumatic central cord syndrome: MRI-pathological correlations. Neuroradiology 1992;34(2):85–94.

55. Levi AD, Tator CH, Bunge RP. Clinical syndromes associated with disproportionate weakness of the upper versus the lower extremities after cervical spinal cord injury. Neurosurgery 1996;38(1):179–183 [discussion 83–85].

56. Khazaei M, Ahuja CS, Nakashima H, et al. GDNF rescues the fate of neural progenitor grafts by attenuating Notch signals in the injured spinal cord in rodents. Sci Transl Med 2020;12(525): eaau3538.

57. Bartus K, Burnside ER, Galino J, et al. ErbB receptor signaling directly controls oligodendrocyte progenitor cell transformation and spontaneous remyelination after spinal cord injury. Glia 2019;67(6):1036–1046.

58. Llorens-Bobadilla E, Chell JM, Le Merre P, et al. A latent lineage potential in resident neural stem cells enables spinal cord repair. Science 2020;370(6512):eabb8795.

59. Matsubayashi K, Nagoshi N, Komaki Y, et al. Assessing cortical plasticity after spinal cord injury by using resting-state functional magnetic resonance imaging in awake adult mice. Sci Rep 2018;8(1):14406.

60. Oni-Orisan A, Kaushal M, Li W, et al. Alterations in cortical sensorimotor connectivity following complete cervical spinal cord injury: a prospective resting-state fMRI Study. PLoS One 2016;11(3):e0150351.

61. Grabher P, Callaghan MF, Ashburner J, et al. Tracking sensory system atrophy and outcome prediction in spinal cord injury. Ann Neurol 2015;78(5):751–761.

62. Chen Q, Zheng W, Chen X, et al. Brain gray matter atrophy after spinal cord injury: a voxel-based morphometry study. Front Hum Neurosci 2017;11:211.

# 第二章 脊髓损伤的自然病程

亚历山大·F.哈达德，理学学士；约翰·F.伯克，医学博士；桑贾伊·S.达品，医学博士

## 关键词

· 自然病程，脊髓损伤，SCI

## 要点

· 由于初次诊断时判断损伤轻重程度、改善康复技术以及帮助重返社区的设施存在局限性，脊髓损伤的自然病程仍不明确。

· 完全脊髓损伤患者中，5%~20% 的患者将转变为不完全脊髓损伤。

· 然而，与不完全脊髓损伤患者相比，完全脊髓损伤患者中有意义的功能恢复非常罕见。

· 如何评估和治疗脊髓损伤患者的新技术和疗法正在改变。

# 第一节  引  言

脊髓的功能复杂，以及相对脆弱的长程细胞形态，还有发生损伤性炎症反应的倾向，使其特别容易受到损伤[1]。脊髓损伤（SCI）会阻碍损伤平面以下的运动和感觉信息的传输。SCI 会严重影响患者生活质量；患者将出现一系列症状，包括瘫痪、呼吸和心力衰竭、性功能下降和严重痉挛[2,3]。不同研究之间的分类方法和结局标准缺乏一致性，阻碍了 SCI 的研究。随后，人们尝试创建统一的分级方案来评估 SCI，最终于 1992 年发布了美国脊髓损伤协会（ASIA）SCI 损害量表（AIS）及其修订版[4,5]。利用 ASIA 分类方案，可开展更精确的 SCI 临床研究，包括与流行病学和结局相关的研究，以及 SCI 的自然病程研究。

尽管与 SCI 相关的发病率很高，但在该领域开展的大规模研究仍然很少。然而，仅在美国，每年就有 17 000 人罹患 SCI，这一数字可能被低估[3]。参考其他重大神经外科疾病，如胶质母细胞瘤（12 000 例 / 年）、接受手术的脑膜瘤（15 000 例 / 年）、动静脉畸形破裂（3 000 例 / 年），更少的脊髓肿瘤（2 700 例 / 年）。除了严重的生理健康受限外，SCI 还伴随较高的经济负担。例如，与胶质母细胞瘤患者相比，SCI 患者的生存率接近于正常人群，但终身残疾。SCI 患者的患病率较高（估计美国为 240 000~347 000 例），估计每例患者的终身直接费用为 110 万美元至 470 万美元，导致这种疾病的总经济负担为 2 670 亿美元至 16 310 亿美元。SCI 带来的身体、精神和经济负担，提示深入了解这种疾病的重要性。

在本文中，我们将讨论 SCI 的自然病程，包括历史思考和该领域的最新发展。我们还讨论 SCI 研究的不足、与当前 SCI 研究相关的困难以及今后可能的研究方向。

# 第二节　脊髓损伤的自然病程

回顾历史，尽管对 SCI 进行了治疗，但许多患者未见改善，因此人们对 SCI 的自然病程一直是悲观态度[6]。但是，由于损伤机制、严重程度和损伤平面的不同，SCI 预后也可能存在相当大的差异，所有这些均将影响后续的 AIS 级别转换率。掩盖 SCI 自然病程的其他混杂变量包括各项研究中使用的结局指标和结局指标的测量时机的异质性，因为完全和不完全 SCI 的恢复大部分发生在损伤后的最初 6~9 个月内[7,8]。因此，SCI 的自然病程仍然是一个尚未解决的问题。然而，通常认为完全 SCI（低于损伤平面的运动或感觉功能完全丧失）代表不可恢复的损伤，而不完全损伤则具有恢复的可能性。尽管这种一般概念似乎过于简化，但许多脊椎外科医生使用这种"经验法则"来做出 SCI 的手术决策。鉴于这种情况，我们在此分别讨论完全和不完全损伤的自然病程。

# 第三节 完全脊髓损伤

SCI 后的一个重要预后决定因素是初始 AIS 分级，AIS A 患者的改善率要低得多。尽管普遍缺乏 AIS A 的改善数据，但文献报告 5%~20% 的患者至少改善 1 个等级。然而，有意义的功能恢复（如行走能力）非常罕见[4,5,9]。许多回顾性研究试图进一步确定 AIS A 损伤患者的预后。在 1999 年美国脊髓损伤系统模型研究中，马里诺（Marino）及其同事[10] 报告称，在受伤后 1 周内入院的患者中，AIS A 的改善率为 13%。然而，仅 2.3% 的患者转为 AIS D，凸显了有意义的功能恢复程度有限。福西特（Fawcett）及其同事[11] 的后续综述报告称，AIS A 患者的改善率为 20%，而 10% 转为 AIS B，另外 10% 转为 AIS C。值得注意的是，四肢瘫痪患者恢复的可能性几乎是截瘫患者的 2 倍，尽管造成这一结果的原因尚不清楚[11]。在最近一项包含 11 项随机临床试验和 9 项观察性研究的荟萃分析中，特克莱（El Tecle）及其同事[5] 报告 AIS A 患者的总转换率为 28%。与接受晚期手术的患者相比，接受早期手术（定义为损伤后 24 h 内手术）的患者的级别转换率显著更高（46% vs. 25%），这可能表明早期手术可带来获益。这一发现也与伯克（Burke）及其同事[12] 的一项研究的结果相一致，即 AIS A 患者在超早期手术减压后的级别转换率显著更高。然而，特克莱及其同事[5] 报告的早期和晚期手术候选患者的转换率高于之前描述的转换率，这可能反映了现代康复方法带来的获益。

在解读关于自然病程或治疗对 SCI 影响的研究结果时，考虑其他变量也至关重要，例如初始检查的时间、初始检查期间是否存在干扰因素以及恢复的时间范围。事实上，初始检查的时间可能对报告的转换率产生显著影响，因为许多功能状态改善发生在损伤早期[13]。沃特斯（Waters）及其同事[14,15] 在 2 项研究中强调了这一结果，完全 SCI 是根据损伤后 1 个月的神经系统检查而定义的；观察到的转换率（4%~10%）远低于传统描述，证明了初始检查时间的重要性，并强调了损伤后最初 30 天内可能发生的恢复程度。基尔希布鲁姆（Kirshblum）及其同事[16]开展的包括 571 例完全脊髓损伤的后续研究中，观察了晚期改善（损伤后 1~5 年），他们发现仅 5.6% 的 AIS A 患者在该恢复时间范围内出现了改善。在转换为不完全运动状态的 2% 患者中，仅 3 例患者转为 AIS D（0.5%）[16]。

患者的初始评价也可能影响评价的准确性。布恩斯（Burns）及其同事[17]在对包含 103 例 SCI 患者的研究中强调了这种现象，表明与不存在影响检查可靠性的因素的患者相比，患有影响认知或沟通的注意力分散合并症患者在 1 年内或 1 年之后的级别转换率（17.4% vs. 6.7%）和运动功能恢复率（13.0% vs. 0）更高。因此，在解释级别改善时，还应考虑初始检查的可靠性。

尽管从 AIS A 到其他 AIS 等级的转换是证明恢复的重要指标，但是，在特定的肌节和皮节指示的更精细水平上评估恢复也是至关重要的。利用该策略，可以更为全面地了解整体临床轨迹并进行更准确的患者咨询。比较甲泼尼龙和纳洛酮与安慰剂治疗急性 SCI 的国家急性脊髓损伤研究（NASCIS）报告了患者的详细运动、针刺觉和轻触觉评分，提供了对于肢体恢复的重要观点[18,19]。尽管对 AIS 等级转换率持乐观态度，但是，这些数据强调了针对 AIS A 患者可能出现的具有意义的功能恢复的更客观的预测。根据定义，所有 AIS A 患者开始时的运动评分为 0。在 0~70 分量表上，NASCIS II 安慰剂组 AIS A 患者在第 6 周时的运动总评分达到 1.3 分，第 6 个月时为 4.2 分，最终在第 1 年随访时为 4.6 分[18,19]。这一改善幅度并不足以使 1 块肌肉从瘫痪状态转变为正常肌力（5 分），改善效果甚至被进一步稀释，因为改善分布在损伤平面以下的 7~14 个肌肉群上。感觉测试（评分 29~87）也表明 AIS A 患者的变化极小，在相同时间间隔内，针刺觉改善 2.2 分、2.6 分和 4.0 分，轻触觉改善 4.7 分、5.1 分和 5.5 分，这些效果同样分布在损伤平面以下的所有皮节上。尽管 NASCIS II 是在 20 世纪 80 年代末和 20 世纪 90 年代早期开展的，可能低估了现代康复技术所具有的功能恢复能力，但它仍然为 SCI 患者的轨迹提供了有价值的见解，并作为基准历史对照（表 2-1）。

表 2-1　SCI 自然病程结局总结

| 完全或不完全 | 转换率 | NASCIS 1 年功能改善：运动[a] | NASCIS 1 年功能改善：针刺觉[b] | NASCIS 1 年功能改善：轻触觉[b] |
|---|---|---|---|---|
| 完全 | AIS A：5%~20% | 4.6 | 5.1 | 5.5 |
| 不完全 | AIS B：74% | 31.3 | 15.8 | 10.8 |
| | AIS C：87% | 12.9 | 9.2 | 3.0 |
| | AIS D：47% | | | |

[a] 运动评分为 0~70。

[b] 针刺觉和轻触觉评分为 29~87。

# 第四节　不完全脊髓损伤

与完全 SCI 患者相比，不完全 SCI（AIS B-D）患者的级别改善和功能结局明显更好[9,20]。该结果可能反映了不完全和完全 SCI 之间的基础病理生理学差异。损伤更为严重的完全 SCI 患者在损伤后可能留存很少或没有完整的轴突，限制了其在有限恢复潜力的平台期内恢复并"留住"功能的能力（图 2-1）[21,22]。

在包含 114 项研究的系统综述和荟萃分析中，霍拉桑扎德（Khorasanizadeh）及其同事[20]强调了不同 ASIA/Frankel 分类之间的转换率差异，表明 AIS A 级患者（19%）的转换率显著低于 B 级（74%）、C 级（87%）和 D 级（47%）损伤患者。他们推测，AIS D 级患者的转换率较低是由于"天花板"效应，限制了这些损伤相对较轻的患者的恢复量[20]。在库尔特（Curt）及其同事针对 460 例急性 SCI 患者开展的研究中也观察到了这些结果[23]，他们指出，与完全 SCI 患者相比，不完全 SCI 患者在 12 个月内获得了功能恢复改善，在更严重的损伤、较低等级 AIS 患者中同样获得了功能恢复改善。沃特斯及其同事[24,25]证明了四肢瘫痪和截瘫患者受伤后 1 个月的力量与受伤后 1 年的恢复程度之间的关系。这一发现可能表明，部分患者在受伤初始时为完全 SCI，但轴突足够完整，使得他们在 1 个月及 1 个月以后至少部分恢复（图 2-1）。NASCIS 的结果还表明，不完全 SCI

患者的功能恢复评分高于完全SCI患者,进一步强调了该患者人群更好的预后(见表 2-1)[18,19,26]。

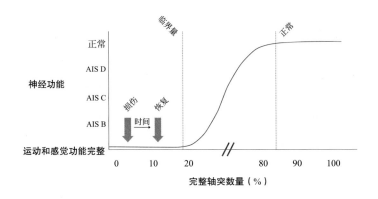

图 2-1　神经功能是脊髓中的完整轴突集合的反映。进一步使存活轴突转化为神经功能改善的条件,需要达到完整轴突的临界量(出于说明目的,估计为 20%)。当仅剩下 10% 轴突可供操作时,额外再恢复 10% 的轴突不会有任何可检出的临床改善。这解释了为什么重度 SCI(运动和感觉完全丧失)患者的预后较差的原因。在频谱的另一端,该图还显示了 AIS D 患者改善中存在的天花板效应:仅 80% 的轴突可能需要恢复正常或接近正常功能,高于该水平时,临床上无法测出轴突的恢复

# 第五节　脊髓损伤后的行走能力恢复

除肠道和膀胱功能恢复外,SCI 患者和医生均认为行走功能恢复是一个重要目标。迪图诺(Ditunno)及其同事开展的一项涉及看护者和患者的研究表明,行走能力的重要性较高,两组中均将其排在最希望恢复的功能之中,其他希望恢复的功能为肠道和膀胱功能[9,27]。这并不奇怪,在 SCI 患者人群中经常出现关于恢复行走能力的问题,强调该领域研究的重要性,以及看护者关于围绕该关键功能恢复的自然病程的了解。在本节中,简要讨论了预测行走的患者和损伤特征,包括初始神经系统检查、年龄和损伤病因。

如本文其他部分所述,初始神经系统检查和 AIS 分级是神经功能恢复的最强预测因素,运动不完全损伤最佳[20]。然而,尽管在许多临床试验中已将 AIS 分

级改善用作结局评估，但很少有研究将其与行走能力联系起来，说明需要将行走单独作为一个功能结局对待。范·密敦多普（Van Middendorp）及其同事[28]在2009年针对273例患者开展的研究试图进一步确定AIS与行走能力之间的关系。他们报告，运动功能完好的患者的AIS转换与行走能力无关；在AIS A改善的患者中，不到15%的患者恢复了行走能力[16]。此外，并未提供这些患者的损伤平面。既往研究表明，恢复行走能力的AIS A患者（通常使用拐杖）通常是圆锥区域受伤的患者[29]。同样地，在其他AIS等级中也观察到AIS转换与行走能力之间的不一致[9,28]。

影响行走能力恢复的其他变量可能因患者的AIS状态而异。在AIS B损伤患者中，许多研究涉及在行走恢复中感知针刺觉（不同于单纯轻触觉）的能力，这可能表明支配行走功能的白质束附近损伤较轻[9]。在AIS C患者中，年龄与恢复行走功能的能力呈负相关；50岁以上患者恢复行走的概率接近于50岁以下患者的概率的一半。其根本原因尚不清楚，但可能与功能储备降低或神经元可塑性有关[9,30]。

# 第六节 脊髓损伤后的神经调控

SCI自然病程中最重要的发展之一可能是神经调控技术在慢性SCI患者中的应用。简而言之，这一研究领域改变了我们对SCI自然病程的看法。慢性SCI患者通过硬膜外电极植入和腰骶部损伤部位下方进行刺激，在损伤后数年可表现出功能改善的迹象[31,32]。业已证明硬膜外刺激可改善瘫痪患者的下地行走能力[31,33,34]。

此类神经调控背后的生物学原理被认为是中央模式发生器[35,36]。这种假想的回路存在于脊髓内，能够在没有任何来自高级结构的信息或神经信号的情况下支持行走，因此，患者能够在无思考条件下行走。实际上，已证明人体的中央模式发生器可通过硬膜外刺激和步态训练进行调节[37,38]，用串联方式提供给完全 SCI 患者，以激活中央模式发生器，从而支持其恢复行走。该技术目前处于起步阶段，正在变得越来越精细复杂。目前提出利用闭环刺激模式来改善运动和行走恢复 [39]。亚恩·卡希加斯（Iahn Cajigas）和阿迪蒂亚·维丹坦（Aditya Vedantam）的文章"脊髓损伤的脑机接口、神经调控和神经康复策略"中对此提供了极佳的总结意见（见第十一章）。

# 第七节　今后方向

迫切需要更大规模和更高质量的数据来详细说明全国甚至全球范围内的急性 SCI 的治疗和结局。多中心数据库可以通过提供来自异质性人群的大型标准化数据集来解决一些缺陷，这些数据集可以用于解答许多临床问题。国际脊髓协会和 ASIA 于 2002 年成立了全球合作项目，使用称为国际 SCI 数据集的标准 SCI 参数来建立数据库 [4]。美国国家神经疾病和卒中研究所于 2006 年开发了自己的通用数据项目，该项目促进了涉及多种神经系统疾病（包括 SCI）的系统性数据收集和分析技术，并为研究人员提供了优质的资源 [40]。基于这项工作，2013 年美国启动了一项多中心、观察性的患者登记研究：转化 SCI 研究和临床知识（TRACK-SCI）。TRACK-SCI 使用 SCI 通用数据元素建立患者数据集，包括临床和影像学特征、血液生物标志物和临床干预的信息；还包括关于广泛的神经、心理和功能结局的信息 [2,41,42]。

建设良好和完善的基础设施（如 TRACK-SCI）最终将促进针对 SCI 的新干预措施（如神经调控和低温治疗）进行大规模的快速检验。标准化数据集还将有助于更准确地研究 SCI 的流行病学和自然病程，为后续转化试验提供更好的目标和结局指标。围绕当地 SCI 研究开展的改进基础设施也将促进更高质量的多中心临床试验。今后需要投入更多的工作来改善 SCI 研究的环境和条件，继续为患者带来美好的康复前景。

# 第八节　总　结

SCI 的自然病程处于不断演变之中：SCI 的流行病学目前正在因新兴的治疗和技术而不断变化。损伤后的残余运动功能仍然是恢复程度的最佳预测因素；运动缺陷越轻微，获得有意义的力量和感觉改善的机会就越大，一般发生在 6~9 个月期间。AIS 等级的提升不等同于行走能力的改善。国内和国际登记的大数据是今后 SCI 研究的一个重要部分。

## 临床治疗要点

- SCI 的预后在很大程度上取决于损伤后残余神经运动功能级别。运动不完全患者表现出最显著的功能改善倾向。
- AIS 等级的提高与功能改善无相关。
- 今后来自登记注册的研究和大数据将继续提高我们对 SCI 自然病程的理解。

## 披露

作者未报告与本研究所用材料和方法或本文展示结果相关的利益冲突。

# 参考文献

1. Batchelor PE, Tan S, Wills TE, et al. Comparison of inflammation in the brain and spinal cord following mechanical injury. J Neurotrauma 2008;25:1217–1225.

2. Tsolinas RE, Burke JF, DiGrgio AM, et al. Transforming research and clinical knowledge in spinal cord injury (TRACK-SCI): an overview of initial enrollment and

demographics. Neurosurg Focus 2020;48(5):E6.

3. Spinal Cord Injury Facts and Figures at a Glance. J Spinal Cord Med 2014;37(3):355–356.

4. Burns S, Biering-Sørensen F, Donovan W, et al. International standards for neurological classification of spinal cord injury, revised 2011. Top Spinal Cord Inj Rehabil 2012;18(1):85–99.

5. El Tecle NE, Dahdaleh NS, Bydon M, et al. The natural history of complete spinal cord injury: a pooled analysis of 1162 patients and a meta-analysis of modern data. J Neurosurg Spine 2018;28(4):436–443.

6. Tator CH. Review of treatment trials in human spinal cord injury: issues, difficulties, and recommendations. Neurosurgery 2006;59(5):957–982.

7. Burns AS, Marino RJ, Flanders AE, et al. Clinical diagnosis and prognosis following spinal cord injury. Handb Clin Neurol 2012;109:47–62.

8. Waters RL, Adkins R, Yakura J, et al. Functional and neurologic recovery following acute SCI. J Spinal Cord Med 1998;21:195–199.

9. Scivoletto G, Tamburella F, Laurenza L, et al. Who is going to walk? A review of the factors influencing walking recovery after spinal cord injury. Front Hum Neurosci 2014;8(MAR):141.

10. Marino RJ, Ditunno JF, Donovan WH, et al. Neurologic recovery after traumatic spinal cord injury: data from the model spinal cord injury systems. Arch Phys Med Rehabil 1999;80(11):1391–1396.

11. Fawcett JW, Curt A, Steeves JD, et al. Guidelines for the conduct of clinical trials for spinal cord injury as developed by the ICCP panel: spontaneous recovery after spinal cord injury and statistical power needed for therapeutic clinical trials. Spinal Cord 2007;45(3):190–205.

12. Burke JF, Yue JK, Ngwenya LB, et al. Ultra-Early ( < 12 Hours) surgery correlates with higher rate of American Spinal Injury Association impairment scale conversion after cervical spinal cord injury. Neurosurgery 2019;85(2):199–203.

13. Scivoletto G, Morganti B, Molinari M. Neurologic recovery of spinal cord injury patients in Italy. Arch Phys Med Rehabil 2004;85(3):485–489.

14. Waters RL, Yakura JS, Adkins RH, et al. Recovery following complete paraplegia. Arch Phys Med Rehabil 1992;73(9):784–789.

15. Waters RL, Adkins RH, Yakura JS, et al. Motor and sensory recovery following complete tetraplegia. Arch Phys Med Rehabil 1993;74(3):242–247.

16. Kirshblum S, Millis S, McKinley W, et al. Late neurologic recovery after traumatic spinal cord injury. Arch Phys Med Rehabil 2004;85(11):1811–1817.

17. Burns AS, Lee BS, Ditunno JF, et al. Patient selection for clinical trials: the reliability of the early spinal cord injury examination. J Neurotrauma 2003;20(5):477–482.

18. Bracken MB, Shepard MJ, Collins WF, et al. A randomized, controlled trial of methylprednisolone or naloxone in the treatment of acute spinal-cord injury. N Engl J Med 1990;322(20):1405–1411.

19. Bracken MB, Shepard MJ, Collins WF, et al. Methylprednisolone or naloxone treatment after acute spinal cord injury: 1-year follow-up data: results of the second National Acute Spinal Cord Injury Study. J Neurosurg 1992;76(1):23–31.

20. Khorasanizadeh MH, Yousefifard M, Eskian M, et al. Neurological recovery following traumatic spinal cord injury: a systematic review and meta-analysis. J Neurosurg Spine 2019;30(5):683–699.

21. Medana IM, Esiri MM. Axonal damage: a key predictor of outcome in human CNS diseases. Brain 2003;126(3):515–530.

22. Rowland JW, Hawryluk GWJ, Kwon B, et al. Current status of acute spinal cord injury pathophysiology and emerging therapies: promise on the horizon. Neurosurg Focus 2008;25(5):E2.

23. Curt A, Van Hedel HJA, Klaus D, et al. Recovery from a spinal cord injury: significance of compensation, neural plasticity, and repair. J Neurotrauma 2008;25:677–685.

24. Waters RL, Adkins RH, Yakura JS, et al. Motor and sensory recovery following incomplete paraplegia. Arch Phys Med Rehabil 1994;75(1):67–72.

25. Waters RL, Adkins RH, Yakura JS, et al. Motor and sensory recovery following incomplete tetraplegia. Arch Phys Med Rehabil 1994;75(3):306–311.

26. O'Shea TM, Burda JE, Sofroniew MV. Cell biology of spinal cord injury and repair. J

Clin Invest 2017;127(9):3259–3270.

27. Ditunno PL, Patrick M, Stineman M, et al. Who wants to walk? Preferences for recovery after SCI: a longitudinal and cross-sectional study. Spinal Cord 2008;46(7):500–506.

28. Van Middendorp JJ, Hosman AJF, Pouw MH, et al. ASIA impairment scale conversion in traumatic SCI: is it related with the ability to walk? A descriptive comparison with functional ambulation outcome measures in 273 patients. Spinal Cord 2009;47(7):555–560.

29. Ditunno JF, Scivoletto G, Patrick M, et al. Validation of the walking index for spinal cord injury in a US and European clinical population. Spinal Cord 2008;46(3):181–188.

30. Jakob W, Wirz M, van Hedel HJA, et al. Difficulty of Elderly SCI Subjects to Translate Motor Recovery— "Body Function"—into Daily Living Activities. J Neurotrauma 2009;26(11):2037–2044.

31. Wagner FB, Mignardot J-B, Le Goff-Mignardot CG, et al. Targeted neurotechnology restores walking in humans with spinal cord injury. Nature 2018;563(7729):65–71.

32. Harkema S, Gerasimenko Y, Hodes J, et al. Effect of epidural stimulation of the lumbosacral spinal cord on voluntary movement, standing, and assisted stepping after motor complete paraplegia: a case study. Lancet 2011;377(9781):1938–1947.

33. Angeli CA, Boakye M, Morton RA, et al. Recovery of over-ground walking after chronic motor complete spinal cord injury. N Engl J Med 2018;379(13):1244–1250.

34. Gill ML, Grahn PJ, Calvert JS, et al. Neuromodulation of lumbosacral spinal networks enables independent stepping after complete paraplegia. Nat Med 2018;24(11):1677–1682.

35. Dimitrijevic MR, Gerasimenko Y, Pinter MM. Evidence for a spinal central pattern generator in humans. Ann NY Acad Sci 1998;860(1 NEURONAL MECH):360–376.

36. Illis LS. Is there a central pattern generator in man? Spinal Cord 1995;33(5):239–240.

37. Harkema SJ, Hurley SL, Patel UK, et al. Human lumbosacral spinal cord interprets loading during stepping. J Neurophysiol 1997;77(2):797–811.

38. Barbeau H, Blunt R. A novel interactive locomotor approach using body weight

support to retrain gait in spastic paretic subjects. In: Wernig A, editor. Plasticity of motoneuronal connections. 1991. p. 461–474.

39. Capogrosso M, Milekovic T, Borton D, et al. A brain– spine interface alleviating gait deficits after spinal cord injury in primates. Nature 2016;539(7628): 284–288.

40. Biering-Sørensen F, Alai S, Anderson K, et al. Common data elements for spinal cord injury clinical research: a national institute for neurological disorders and stroke project. Spinal Cord 2015;53(4): 265–277.

41. Yue JK, Hemmerle DD, Winkler EA, et al. Clinical implementation of novel spinal cord perfusion pressure protocol in acute traumatic spinal cord injury at U.S. level I trauma center: TRACK-SCI Study. World Neurosurg 2020;133:e391–396.

42. Talbott JF, Whetstone WD, Readdy WJ, et al. The Brain and Spinal Injury Center score: a novel, simple, and reproducible method for assessing the severity of acute cervical spinal cord injury with axial T2-weighted MRI findings. J Neurosurg Spine 2015; 23(4):495–504.

# 第三章　脊髓损伤的诊断性影像学检查

萨曼·沙巴尼，医学博士；布里安娜·P.迈耶，理学学士；马修·D.布德，博士；玛乔丽·C.王，医学博士，公共卫生学硕士

## 关键词

- 诊断，影像学检查，MRI，弥散张量成像，脊髓损伤，脊柱创伤

## 要点

- 脊柱影像学检查，特别是 CT 和 MRI，对于诊断脊柱创伤和脊髓损伤至关重要。
- 多层螺旋 CT 是通过针对整个脊椎的水平面采集和多平面重建来评价脊柱创伤的初始影像学检查。
- MRI 可提供有关软组织、椎间盘、韧带和脊髓的信息，在脊柱创伤评价过程中可补充 CT 检查结果。
- 弥散张量成像（DTI）可提供有关脊髓显微结构的信息，但由于扫描性能表现和后处理要求的不同，紧急环境中的临床使用受到了限制。最新进展可能有助于提高 DTI 的临床适用性。
- 灌注 MRI 和术中超声造影检查是具有前景的新技术，可作为当前影像学检查模式的有用补充。

## 第一节　引　言

　　诊断性影像学检查对于急性期疑似脊髓损伤（SCI）患者的评估是非常有价值的。影像学检查可描述脊髓损伤的范围和严重程度。影像学特征也与 SCI 结局相关，并可能提供潜在的损伤生物标志物。本文讨论了影像学检查在 SCI 患者诊

断中的作用，并强调了最新的进展和有前景的新技术及其对临床潜在的影响。

# 第二节　急性脊髓损伤诊断性影像学检查

## 一、X 线和 CT

过去，X 线摄影是评价脊柱创伤的初始影像学检查方式。然而，X 线摄影在检查高度疑似脊椎损伤患者的骨骼和韧带损伤方面的灵敏度有限（30%~60%）[1]。迪亚兹（Diaz）及其同事[2]评价了 116 例患者发生的 172 例骨折，发现与 CT 相比，X 线遗漏了 52% 的颈椎损伤，其中 17.5% 被认为脊柱不稳定。普拉策（Platzer）及其同事[3]还发现，在颈椎骨折患者中，CT 较 X 线更为灵敏；CT 在识别颈椎骨折方面的灵敏度为 97%~100%，而 X 线的灵敏度仅为 63%。在威德（Widder）及其同事[4]的一项前瞻性研究中，与 CT 扫描相比，X 线对颈椎创伤诊断的灵敏度、特异性和准确性分别为 39%、98% 和 88%。在比较 X 线和 CT 用于胸腰椎创伤的研究中，CT 的灵敏度范围为 78.1%~100%，而 X 线的灵敏度范围则为 32%~74%[5]。

目前，CT 是评价脊柱创伤的首选影像学检查，获得多个学会的推荐并被多个已发表指南采纳（美国放射学会[6]，美国神经外科医师协会/神经外科医师大会[7]；高级创伤生命支持；外伤性脊髓损伤）。除了可提供详细的骨结构外，CT 结果还可以根据损伤模式和生物力学原理显示出软组织异常。CT 结果可显示的韧带损伤包括椎前血肿、滑脱、不对称椎间盘间隙扩大、小关节增宽或脱位、成角和棘突间间隙扩大。

几项研究评价了 MRI 对于 CT 扫描在评价脊柱创伤后的软组织损伤方面额外的价值。霍根（Hogan）及其同事[8]通过 CT 和颈部 MRI 评价了反应迟钝的患者。所有受试者的 CT 检查结果均正常。与损伤后平均 9 天进行的 MRI 相比，CT 对韧带损伤的阴性预测值为 98.8%，对不稳定型颈椎损伤的阴性预测值为 100%。

阿尔希拉里（Alhilali）和法赫兰（Fakhran）[9]比较了伤后 7 天内完成的 CT 和 MRI 检查，以评估颈椎前路椎间盘韧带损伤。主观评估 CT 上的椎间盘间隙增宽的灵敏度较差（16%；95% 置信区间，10.5%，24.3%）。但是，其中一个椎间盘角度测量值大于剩余椎间盘角度平均值的 2 个标准差，检测颈椎前路椎间盘韧带损伤的灵敏度为 72.1%（95% 置信区间，63.2%，79.7%），特异性为 100%（95% 置信区间，99.6%，100%）。研究者讨论称，在临床环境中计算标准差是不切实际的，并表明其他测量值（如椎间盘内角 ≥ 13°）可替代这种计算，但假阳性结果将增多[9]。MRI 对一些脊柱骨折（尤其是涉及后方附件的骨折）不敏感[10]，但可显示急性压迫性骨髓水肿，因此，当慢性损伤不确定时，应补充 CT 检查结果。然而，水肿的表现和严重程度因人而异；无压迫的骨折或单纯牵张性骨折不一定会产生骨髓水肿，可能导致假阴性结果或漏诊骨折[10]。

目前，美国放射学会建议限制使用 X 线，主要用于 SCI 可能性不高的或无法进行 CT 检查的环境[6]。如果 CT 检查暂时不可用，则应拍摄从枕骨至 $T_1$ 的 X 线片，包括侧位、前后位（AP）和张口齿状突视角[11]。有两种标准通常用于帮助确定如何对颈椎损伤患者进一步影像评估，分别是加拿大颈椎评估规则和美国国家急诊 X 线摄影检查应用研究（NEXUS）。根据 NEXUS 标准[12]，颈椎 X 线不适用于符合以下标准的患者：①无颈椎后中线触痛；②无中毒证据；③警觉性水平正常；④无局灶性神经功能缺损；⑤无分散注意力的疼痛性损伤。

过伸过屈位 X 线可用于排除提供了阴性或非诊断性 X 线的患者的脊椎韧带损伤[13]。可给在 CT 扫描阴性且存在持续疼痛或压痛的患者做 X 线检查。然而，颈部急性损伤后，肌肉痉挛可能导致检查时活动度受限，韧带损伤可能被屈曲和伸展角度不足所掩盖，相对于中立位颈椎角度需超过 30°[13]。

## 二、计算机断层扫描血管造影（CTA）

在高达 1% 的钝性创伤患者中存在钝性脑血管损伤，最常见于机动车碰撞后（80%）[1]。颅颈交界处和横突孔骨折、椎体脱位以及重度过度伸展或屈曲损伤是行 CTA 的指征 [14]。Biffl 分类通常用于对钝性创伤中的钝性脑血管损伤程度进行分级，分级与卒中风险相关 [15]。

### 三、脊髓损伤 MRI

MRI 是急性期评价脊髓的金标准。脊髓创伤的 MRI 推荐序列包括矢状位快速自旋回波序列（FSE）、轴位和矢状位 T1 加权成像序列、轴位和矢状位 FSE T2 加权成像序列、矢状位 T2 加权脂肪抑制成像序列（图 3-1）和轴位 T2* 加权梯度回波成像检查（表 3-1）。上述推荐的 MRI 序列可根据临床表现或磁共振机器的实际功能调整。

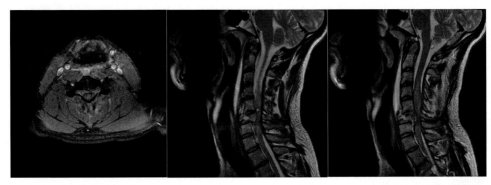

图 3-1 C₆ 爆裂性骨折伴后移进入椎管的轴位（左）和矢状位（中和右）视图。梯度回波轴位视图显示脊髓中存在多个微出血区域。T2 矢状位显示 T2 高信号以及脊髓内微出血区域

### 表 3-1 评价脊髓的常用 MRI 序列

| MRI 序列 | 评价 |
| --- | --- |
| T1 加权成像检查 | 解剖结构，急性骨折中的骨髓水肿低信号，硬膜外出血等信号或高信号 |
| T2 加权成像检查 | SCI，韧带损伤，椎间盘突出；骨髓水肿可能被未被抑制的脂肪所掩盖 |
| STIR | SCI，韧带损伤，椎间盘突出，骨髓水肿 |
| T2* 加权（梯度回波） | 髓内出血，硬膜外积液 |

**（一）常规 MRI**

MRI 可提供关于脊髓压迫、韧带不稳定、椎间盘突出以及髓内损伤（如水肿和出血）的有价值信息[16]。疑似韧带结构损伤的 MRI 检查结果，包括韧带或周围结构中存在间隙或信号增强（图 3-2）。对髓内疾病的高灵敏度，使得 T2 加权成像检查成为急性 SCI 中最常用的序列，轴位和矢状位视图均可为损伤提供有用的信息[16,17]。T2 加权 MRI 对血液中存在的铁的顺磁效应敏感，导致出现提示髓内出血的低信号区域[16,18,19]。除 T2 加权序列外，T2* 加权梯度回波和磁敏感加权成像检查序列也可用于检测髓内出血[20]。此外，T2 加权成像检查还可提供水肿相关的信息[21,22]。

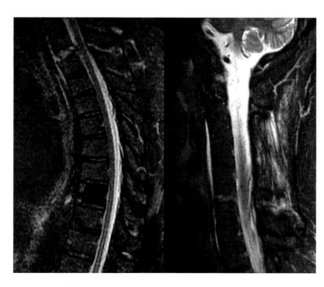

图 3-2 胸椎（左）和颈椎（右）MRI 的矢状位短时反转恢复序列（STIR）视图。$T_{1/2}$ 椎间盘以及 $C_{5/6}$ 椎间盘的 STIR 信号增强，并累及后方结构

**（二）常规 MRI 和神经恢复**

除临床检查外，还可使用 T1 加权和 T2 加权 MRI 特征确定 SCI 患者的损伤程度，并建立与损伤严重程度和神经系统结局相关的分类方案（表 3-2）。库尔卡巴（Kulkarni）及其同事[23]发现脊髓出血、水肿和肿胀与 SCI 相关。在该分类方案中，在缺损严重的患者中观察到了出血，而在缺损较轻的患者中观察到了水肿[23]。舍费尔（Schaefer）及其同事[24]指出，出血（1 型模式）和同时累及多个

椎体平面的水肿（2 型模式）与更严重的缺损相关。在另一项研究中，弗兰德斯（Flanders）及其同事[25]发现，出血可预测完全神经损伤，而出现水肿的脊髓的长度则与初始缺陷的严重程度相关。该组开展的另一项研究也显示出血和较长的水肿平面与功能恢复不良相关[26]。

### 表 3-2　基于 MRI 的分类方案

| Kulkarni 等[33]（1988）急性 SCI 结局预测的 MRI 模式 | |
| --- | --- |
| 模式 1 | 脊髓内出血 |
| 模式 2 | 脊髓内水肿 |
| 模式 3 | 脊髓内出血和水肿混合型 |
| **Bondurant 等[34]（1990）急性 SCI 结局预测的分类方案** | |
| 模式 1 | 正常 MRI 信号 |
| 模式 2 | 单平面水肿 |
| 模式 3 | 多平面水肿 |
| 模式 4 | 出血和水肿混合型 |
| **Schaefer 等[24]（1989）与急性 SCI 相关的 MRI 表现类型** | |
| 1 型 | 中央型髓内出血 |
| 2 型 | T2 高信号挫伤纵向延伸＞1 个椎体 |
| 3 型 | T2 高信号挫伤局限于单个椎体 |
| 4 型 | MRI 上未见 SCI 证据 |
| **使用轴位 T2 加权成像检查对急性 SCI 进行分类的 BASIC 评分** | |
| BASIC 0 | 无髓内信号异常 |
| BASIC 1 | 局限于中央灰质的髓内 T2 高信号 |
| BASIC 2 | 髓内 T2 高信号同时累及灰质和白质，但并未覆盖脊髓的整个横向范围 |
| BASIC 3 | 髓内 T2 高信号覆盖了脊髓的整个横向范围 |
| BASIC 4 | 髓内 T2 高信号覆盖脊髓的整个横向范围加上 T2 低信号病灶 |

缩略语：BASIC，脑和脊髓损伤中心。

在一项前瞻性分析中，博尔金（Boldin）及其同事[27]指出，小于 4 mm 的出血性病变与不完全 SCI 和神经功能恢复相关。然而，大于 10 mm 的出血通常提示完全 SCI[28]，尤其是颈髓中的出血灶[25]。此外，塔尔博特（Talbot）及其同事[30]根据 SCI 中心的轴位图像和出血及水肿量开发了新的 5 分 MRI 评分 [ 脑和脊髓损伤中心（BASIC）评分 ][17,29,30]。然而，长期预后的最灵敏的预测因素仍然是初始检查时 SCI 的神经系统严重程度，无论是否累及到了骶骨[31,32]。如基尔希布鲁姆（Kirshblum）及其同事[32]所述，这一预测因素也存在局限性，包括诸如患者配合检查的能力和评估者接受的培训和拥有的经验不一等因素。可造成结局异质性的其他因素包括评估时机。

随着时间的推移，创伤性 SCI 后 T2 加权成像检查特征将发生变化。在急性期，T2 加权成像检查可显示水肿和出血[35]。在亚急性期，病变范围将出现扩大[22,36]。在慢性期，萎缩和囊肿形成通常发生在损伤后的第一个月内[37]。如果 T2 加权成像检查扫描发现创伤后囊肿周围出现组织桥形成，表明长期功能恢复佳[37]。休伯（Huber）及其同事[37]指出，1 个月时矢状位组织桥的存在和大小以及较小的创伤后病灶与随访 1 年时更好的神经功能恢复相关。

T2 加权成像检查对 SCI 的潜在病理生理改变并无很强的特异性。在脊髓中可见水肿、出血、炎症、脱髓鞘、囊肿空洞或骨髓软化形成导致的 T2 高信号[30]。取决于损伤后开展 MRI 的时机，不同患者之间的 T2 加权成像检查结果不尽相同，存在差异[21]。这种差异导致了定量成像检查模式的开发，以更好地显示 SCI 中发生的微观结构变化。

## 四、弥散加权成像检查

最常用的定量成像检查模式之一是弥散加权 MRI（DWI）。弥散加权序列越来越多地被纳入标准 MR 方案中，以更好地描述微观结构变化，同时有可能发现与临床结局相关的生物标志物[38]。这一技术目前仍处于研究阶段，并未被常规用于指导临床护理。弥散张量成像（DTI）是 DWI 的扩展，可量化水扩散的三维特征，用于推断微观结构，尽管水扩散只是脊髓完整性和病变的一个间接指标（图 3-3）。最常用的 2 个指标是各向异性分数（FA）和平均弥散率（MD）或表观扩散系数（ADC）。通常研究的其他指标包括轴向扩散率（AD）或纵向 ADC（lADC）和径向扩散率（RD）或横向 ADC（tADC）。简而言之，FA 是脊髓内水分子扩散不对称程度的一个指标，MD 代表了水分子的平均扩散速率，与方向无关，AD 评价的是水分子沿头尾方向在脊髓中的扩散，RD 强调了水分子垂直于头尾方向的扩散[10]。

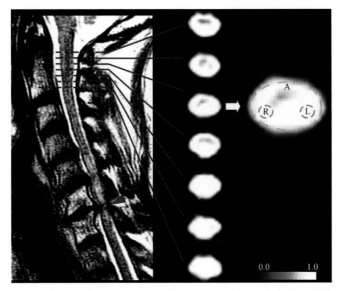

图 3-3　矢状位颈椎 T2 加权图像，显示了通过高位颈髓的 7 个轴向各向异性分数图（红色虚线）。实心箭头显示了位于 $C_6 \sim C_7$ 椎间盘平面的损伤部位。放大一个各向异性分数图，以显示所研究的整个脊髓区域（绿色）和皮质脊髓束区域（蓝色）。A，前部；L，左侧；R，右侧

以往研究一致表明，SCI 患者的 FA 降低，MD 增高[39-43]。沙巴尼（Shabani）及其同事[44] 评价了 DTI 在颈椎和胸部 SCI 中的诊断和预后价值。在颈椎 SCI 患者中，高位颈椎（$C_1 \sim C_2$）的 FA 与损伤严重程度和损伤后 1 年的神经功能恢复显著相关。但是，在胸椎 SCI 患者中，第 1 年随访时，FA 与损伤严重程度之间则未见显著相关性[44]。FA 测量部位（$C_1 \sim C_2$）与胸椎损伤位置之间的距离较远可

能导致了这一结果[44]。波普拉维斯基（Poplawski）及其同事[45]发现损伤部位附近（中心上方和下方 1 个平面内）的 FA 显著降低以及 MD 和 RD 增高。在紧邻损伤解剖平面的头端测得的 DTI 指数在预测第 6 个月时的神经功能恢复方面的相关性始终优于在损伤中心测得的指数。在损伤部位下一个平面测得的 FA 和 RD，对于预测损伤严重程度具有最佳的灵敏度和特异性。而 MD 可为神经恢复结局提供最佳预测[45]。

**（一）脊髓型颈椎病的弥散张量成像检查**

DTI 已在脊髓型颈椎病（CSM）患者中进行了广泛研究，由于潜在的脊髓压迫，CSM 具有与 SCI 相同的某些特征。在一个由 27 例 CSM 患者组成的队列中，维丹坦（Vedantam）及其同事[46]发现，最大压迫平面的平均 FA 低于高颈髓（$C_1 \sim C_2$）的平均 FA。FA 与术前改良日本骨科协会（mJOA）评分以及术前和术后 3 个月随访时的 mJOA 评分变化相关[46-48]。拉奥（Rao）及其同事[49]在接受手术治疗的 CSM 患者中开展了一项大型前瞻性研究，目的是确定 FA 是否可用作定义将从手术干预中获益的患者的生物标志物。获得了术前和术后 3、6、12 和 24 个月随访时的 mJOA 评分的变化。研究结论表明，CSM 患者术前 FA 值小于 0.55 临界值，能够提示减压术后 mJOA 评分改善幅度最大，提示其肯定能够从手术干预中获益[49]。沙巴尼（Shabani）及其同事[47]在接受手术治疗的 CSM 患者中开展了一项前瞻性研究，以确定 FA 值或正常 T2 信号强度是否为疾病严重程度和预后的一种更好的生物标志物。评估了术前 FA 值、正常 T2 信号强度以及术前与术后 3、6、12 和 24 个月时的 mJOA 变化之间的相关性。在预测疾病严重程度以及 CSM 患者术后的长期结局方面，FA 与 mJOA 评分变化之间的相关性高于其与正常 T2 信号强度之间的相关性[47]。FA 可能最终有助于预测 SCI 患者的手术效果。

**（二）弥散张量成像检查的局限性**

尽管 DTI 是 SCI 损伤和预后的一种具有前景的生物标志物，但其临床效用目前仍然有限。过去，低信噪比的图像分辨率有限，但 3T 和更高场强的广泛采用以及针对脊椎定制的射频线圈的改进，将继续为图像质量提供实质性改良。脊髓成像检查通常还会受到心脏和呼吸运动所造成的伪影的影响，这可能导致 DTI 参数的量化错误。门控策略可用于减少伪影，但具体方案因检测机构而异。后处理技术的差异也使得难以概括 DTI 结果，后处理所需的额外时间和资源可能会限制其在急性环境中的临床使用。正在努力提高和标准化图像采集和处理技术，这可能有助于解决其中一些问题。例如，脊髓工具箱（Spinal Cord Toolbox）是一个免费的开源工具包，目前正在积极开发中，可在研究环境中自动定量分析脊髓 MRI 数据[50]。这些进展是否会改善 DTI 在临床诊断和预后中的效用，仍有待进一步评价。

### （三）DTI 的最新进展

为了克服 DTI 的局限性，弥散张量成像检查目前有新进展。值得注意的是，DTI 会受到水肿的影响，水肿可掩盖神经元损伤。希纳（Skinner）及其同事[51,52]利用动物模型演示了一种被称为双扩散编码或过滤 DWI（fDWI）的 DWI 技术，这种技术可减少水肿造成的图像污染。其方法是利用弥散加权来抑制来自细胞外水分（如水肿和脑脊液）的信号，以最大限度地减少其对 DWI 指标的影响。结果是获得了较 DTI 更好的成像对比度，与 SCI 大鼠模型中的功能结局之间表明了有很强的相关性。重要的是，最近已证明该技术可与当前的临床 DWI 方法（即脉冲序列）兼容，只需要对脊髓解剖结构中特定应用扩散方向的强度和方向进行微小修改即可。因此，可在研究中心和检测机构中广泛应用。目前，正在努力将这些方法用于 SCI 患者的临床诊断。

# 第三节　灌注成像检查

SCI 后发生的微血管物理损伤、神经源性休克或血容量不足以及交感神经系统失调（尤其是颈椎损伤），使得创伤性 SCI 容易造成血流中断[53,54]。目前的临床建议提倡在 SCI 患者中开展血流动力学管理[55]，但监测脊髓灌注的无创技术仍然是未能满足的临床需求，也是目前一个活跃的研究领域。

## 一、灌注 MRI

灌注 MRI 是脑部的常规检查，但它在脊髓中尚未应用；尚无关于 SCI 患者接受灌注 MRI 的报告。最近有研究报告了将动态磁敏感对比增强（DSC）MRI（一种钆造影技术）用于与血容量和氧提取相关的神经损伤的颈椎病[56]。然而，仅报告了全脊髓的指标，而未报告灌注图像。DSC 成像检查受到了磁敏感失真和组织量少的挑战。已有证据表明在颈椎和腰椎损伤后血流量减少的动物 SCI 中，报告了一种使用被称为动脉自旋标记（ASL）的内源性造影剂（无须注射）的灌注 MRI 方法[57]。最近，在大鼠 SCI 中进一步开发了 ASL，以揭示损伤部位的灌注中断以及脊髓灌注和动脉供应量的动力学改变。在患者中开展应用尚需要进一步完善脊髓 ASL，它代表了监测脊髓灌注的一种真正的无创方法。

## 二、术中成像检查方法

术中灌注成像检查方法可用于指导手术，例如减压终点，或可提供关键信息，以协助重症监护室开展血流动力学管理。凯（Khaing）及其同事[58]证明了超声造影检查（CEUS）在啮齿类动物模型中识别创伤性 SCI 后的灌注不足、血管损伤和血流速度降低区域方面所具有的实用性。还报告了 CEUS 可用于猪急性 SCI[59]和接受减压手术的胸椎脊髓狭窄患者[60]。激光散斑衬比成像检查是最近证明对急性损伤患者的脊髓血流量敏感的另一种术中技术。加拉格尔（Gallagher）及其同事[61]发现了严重胸部损伤后出现了 3 种不同的灌注模式，表明需要灌注成像检查来确定该异质性，以便对人群进行适当的血流动力学管理。这两种术中技术均可提供较高的空间和时间分辨率，并且通过临床转化，可以指导 SCI 后的个性化干预和治疗。

# 第四节 总 结

在评价脊柱创伤时，诊断性的影像学检查结合神经系统检查至关重要。CT是目前推荐的一线检查模式，因为其可实现快速采集且对骨异常具有高灵敏度。MRI可提供关于SCI和软组织的补充信息。DTI可提供有关轴突和髓鞘完整性的微观结构信息，但其临床使用受到了伪影敏感性、扫描设备差异性和图像的大量后处理的需求的限制。新型成像检查技术（如双扩散编码和灌注研究）可能更适合于急性临床环境，并在结局预测和监测治疗干预方面显示出应用前景。

## 临床治疗要点

- 在创伤情况下，已发表的临床决策辅助工具可用于指导实现最佳成像，特别是X线片，以评价脊椎损伤。

- CT是评价脊柱创伤的初始成像检查方式，因为其可实现快速采集并能够显示骨结构细节。

- 应在怀疑SCI的情况下实施MRI。

- 由于扫描设备的差异和后处理要求，DTI在急性环境中的效用有限，但最近的进展可能会减少这些限制。新型成像检查技术有望用于今后的临床实践。

### 致谢

作者谨对马扬克·考沙尔（Mayank Kaushal）MD, MBA表示谢意。威斯康星医学院神经外科系为本手稿做出了贡献。

### 披露

作者和马扬克·考沙尔并无任何需要披露的内容。

# 参考文献

1. Izzo R, Popolizio T, Balzano RF, et al. Imaging of cervical spine traumas. Eur J Radiol 2019;117:75–88.

2. Diaz JJ Jr, Gillman C, Morris JA Jr, et al. Are fiveview plain films of the cervical spine unreliable? A prospective evaluation in blunt trauma patients with altered mental status. J Trauma 2003;55(4):658–663 [discussion: 663–664].

3. Platzer P, Jaindl M, Thalhammer G, et al. Clearing the cervical spine in critically injured patients: a comprehensive C-spine protocol to avoid unnecessary delays in diagnosis. Eur Spine J 2006;15(12):1801–1810.

4. Widder S, Doig C, Burrowes P, et al. Prospective evaluation of computed tomographic scanning for the spinal clearance of obtunded trauma patients: preliminary results. J Trauma 2004;56(6):1179–1184.

5. Wintermark M, Mouhsine E, Theumann N, et al. Thoracolumbar spine fractures in patients who have sustained severe trauma: depiction with multi-detector row CT. Radiology 2003;227(3):681–689.

6. Daffner RH, Hackney DB. ACR Appropriateness Criteria on suspected spine trauma. J Am Coll Radiol 2007;4(11):762–775.

7. Ryken TC, Hadley MN, Walters BC, et al. Radiographic assessment. Neurosurgery 2013;72(Suppl 2):54–72.

8. Hogan GJ, Mirvis SE, Shanmuganathan K, et al. Exclusion of unstable cervical spine injury in obtunded patients with blunt trauma: is MR imaging needed when multi-detector row CT findings are normal? Radiology 2005;237(1):106–113.

9. Alhilali LM, Fakhran S. Evaluation of the intervertebral disk angle for the assessment of anterior cervical diskoligamentous injury. AJNR Am J Neuroradiol 2013;34(12):2399–2404.

10. Brinckman MA, Chau C, Ross JS. Marrow edema variability in acute spine fractures. Spine J 2015;15(3):454–460.

11. American College of S, Committee on T. Advanced trauma life support : student course manual2018.

12. Hoffman JR, Mower WR, Wolfson AB, et al. Validity of a set of clinical criteria to rule out injury to the cervical spine in patients with blunt trauma. National Emergency X-Radiography Utilization Study Group. N Engl J Med 2000;343(2):94–99.

13. Insko EK, Gracias VH, Gupta R, et al. Utility of flexion and extension radiographs of the cervical spine in the acute evaluation of blunt trauma. J Trauma 2002;53(3):426–429.

14. Anaya C, Munera F, Bloomer CW, et al. Screening multidetector computed tomography angiography in the evaluation on blunt neck injuries: an evidence-based approach. Semin Ultrasound CT MR 2009;30(3):205–214.

15. Biffl WL, Moore EE, Offner PJ, et al. Blunt carotidarterial injuries: implications of a new grading scale. J Trauma 1999;47(5):845–853.

16. Bozzo A, Marcoux J, Radhakrishna M, et al. The role of magnetic resonance imaging in the management of acute spinal cord injury. J Neurotrauma 2011;28(8):1401–1411.

17. Haefeli J, Mabray MC, Whetstone WD, et al. Multivariate Analysis of MRI Biomarkers for Predicting Neurologic Impairment in Cervical Spinal Cord Injury. AJNR Am J Neuroradiol 2017;38(3):648–655.

18. Flanders AE, Spettell CM, Tartaglino LM, et al. Forecasting motor recovery after cervical spinal cord injury: value of MR imaging. Radiology 1996;201(3):649–655.

19. Hackney DB, Asato R, Joseph PM, et al. Hemorrhage and edema in acute spinal cord compression: demonstration by MR imaging. Radiology 1986;161(2):387–390.

20. Wang M, Dai Y, Han Y, et al. Susceptibility weighted imaging in detecting hemorrhage in acute cervical spinal cord injury. Magn Reson Imaging 2011;29(3):365–373.

21. Aarabi B, Sansur CA, Ibrahimi DM, et al. Intramedullary Lesion Length on Postoperative Magnetic Resonance Imaging is a Strong Predictor of ASIA Impairment Scale Grade Conversion Following Decompressive Surgery in Cervical Spinal Cord Injury. Neurosurgery 2017;80(4):610–620.

22. Le E, Aarabi B, Hersh DS, et al. Predictors of intramedullary lesion expansion rate on MR images of patients with subaxial spinal cord injury. J Neurosurg Spine

2015;22(6):611–621.

23. Kulkarni MV, McArdle CB, Kopanicky D, et al. Acute spinal cord injury: MR imaging at 1.5 T. Radiology 1987;164(3):837–843.

24. Schaefer DM, Flanders A, Northrup BE, et al. Magnetic resonance imaging of acute cervical spine trauma. Correlation with severity of neurologic injury. Spine (Phila Pa 1976) 1989;14(10):1090–1095.

25. Flanders AE, Schaefer DM, Doan HT, et al. Acute cervical spine trauma: correlation of MR imaging findings with degree of neurologic deficit. Radiology 1990;177(1):25–33.

26. Flanders AE, Spettell CM, Friedman DP, et al. The relationship between the functional abilities of patients with cervical spinal cord injury and the severity of damage revealed by MR imaging. AJNR Am J Neuroradiol 1999;20(5):926–934.

27. Boldin C, Raith J, Fankhauser F, et al. Predicting neurologic recovery in cervical spinal cord injury with postoperative MR imaging. Spine (Phila Pa 1976) 2006;31(5):554–559.

28. Ramon S, Dominguez R, Ramirez L, et al. Clinical and magnetic resonance imaging correlation in acute spinal cord injury. Spinal Cord 1997;35(10):664–673.

29. Mabray MC, Talbott JF, Whetstone WD, et al. Multidimensional Analysis of Magnetic Resonance Imaging Predicts Early Impairment in Thoracic and Thoracolumbar Spinal Cord Injury. J Neurotrauma 2016;33(10):954–962.

30. Talbott JF, Whetstone WD, Readdy WJ, et al. The Brain and Spinal Injury Center score: a novel, simple, and reproducible method for assessing the severity of acute cervical spinal cord injury with axial T2-weighted MRI findings. J Neurosurg Spine 2015;23(4):495–504.

31. Kirshblum SC, O'Connor KC. Levels of spinal cord injury and predictors of neurologic recovery. Phys Med Rehabil Clin N Am 2000;11(1):1–27, vii.

32. Kirshblum S, Snider B, Eren F, et al. Characterizing natural recovery after traumatic spinal cord injury. J Neurotrauma 2021. https://doi.org/10.1089/neu. 2020.7473.

33. Kulkarni MV, McArdle CB, Kopanicky D, et al. Acute spinal cord injury: MR imaging at 1.5 T. Radiology 1987;164(3):837–843.

34. Bondurant FJ, Cotler HB, Kulkarni MV, McArdle CB, Harris Jr J. Acute spinal cord injury. A study using physical examination and magnetic resonance imaging. Spine 1990;15(3):161–168.

35. Dhall SS, Haefeli J, Talbott JF, et al. Motor Evoked Potentials Correlate With Magnetic Resonance Imaging and Early Recovery After Acute Spinal Cord Injury. Neurosurgery 2018;82(6):870–876.

36. Dalkilic T, Fallah N, Noonan VK, et al. Predicting Injury Severity and Neurological Recovery after Acute Cervical Spinal Cord Injury: A Comparison of Cerebrospinal Fluid and Magnetic Resonance Imaging Biomarkers. J Neurotrauma 2018;35(3): 435–445.

37. Huber E, Lachappelle P, Sutter R, et al. Are midsagittal tissue bridges predictive of outcome after cervical spinal cord injury? Ann Neurol 2017;81(5):740–748.

38. Kaushal M, Shabani S, Budde M, et al. Diffusion Tensor Imaging in Acute Spinal Cord Injury: A Review of Animal and Human Studies. J Neurotrauma 2019;36(15):2279–2286.

39. Cheran S, Shanmuganathan K, Zhuo J, et al. Correlation of MR diffusion tensor imaging parameters with ASIA motor scores in hemorrhagic and nonhemorrhagic acute spinal cord injury. J Neurotrauma 2011;28(9):1881–1892.

40. Alizadeh M, Intintolo A, Middleton DM, et al. Reduced FOV diffusion tensor MR imaging and fiber tractography of pediatric cervical spinal cord injury. Spinal Cord 2017;55(3):314–320.

41. D'Souza MM, Choudhary A, Poonia M, et al. Diffusion tensor MR imaging in spinal cord injury. Injury 2017;48(4):880–884.

42. Shanmuganathan K, Gullapalli RP, Zhuo J, et al. Diffusion tensor MR imaging in cervical spine trauma. AJNR Am J Neuroradiol 2008;29(4):655–659.

43. Vedantam A, Eckardt G, Wang MC, et al. Clinical correlates of high cervical fractional anisotropy in acute cervical spinal cord injury. World Neurosurg 2015;83(5):824–828.

44. Shabani S, Kaushal M, Budde M, et al. Correlation of magnetic resonance diffusion tensor imaging parameters with American Spinal Injury Association score for prognostication and long-term outcomes. Neurosurg Focus 2019;46(3):E2.

45. Poplawski MM, Alizadeh M, Oleson CV, et al. Application of Diffusion Tensor Imaging in Forecasting Neurological Injury and Recovery after Human Cervical Spinal Cord Injury. J Neurotrauma 2019; 36(21):3051–3061.

46. Vedantam A, Rao A, Kurpad S, et al. Diffusion tensor imaging correlates with short-term myelopathy outcome in patients with cervical spondylotic myelopathy. World Neurosurg 2017;97:489–494.

47. Shabani S, Kaushal M, Budde M, et al. Comparison between quantitative measurements of diffusion tensor imaging and T2 signal intensity in a large series of cervical spondylotic myelopathy patients for assessment of disease severity and prognostication of recovery. J Neurosurg Spine 2019;131:473–479.

48. Shabani S, Kaushal M, Budde MD, et al. Diffusion tensor imaging in cervical spondylotic myelopathy: a review. J Neurosurg Spine 2020;1–8. https://doi.org/10.3171/2019.12.Spine191158.

49. Rao A, Soliman H, Kaushal M, et al. Diffusion tensor imaging in a large longitudinal series of patients with cervical spondylotic myelopathy correlated with long-term functional outcome. Neurosurgery 2018;83(4):753–760.

50. Cohen-Adad J, De Leener B, Benhamou M, et al. Spinal Cord Toolbox: an open-source framework for processing spinal cord MRI data. In Proceedings of the 20th Annual Meeting of OHBM, Hamburg, Germany, vol. 3633. 2014.

51. Skinner NP, Kurpad SN, Schmit BD, et al. Rapid in vivo detection of rat spinal cord injury with double-diffusion-encoded magnetic resonance spectroscopy. Magn Reson Med 2017;77(4):1639–1649.

52. Skinner NP, Lee SY, Kurpad SN, et al. Filter-probe diffusion imaging improves spinal cord injury outcome prediction. Ann Neurol 2018;84(1):37–50.

53. Alizadeh A, Dyck SM, Karimi-Abdolrezaee S. Traumatic Spinal Cord Injury: An Overview of Pathophysiology, Models and Acute Injury Mechanisms. Front Neurol 2019;10:282.

54. Krassioukov A, Claydon VE. The clinical problems in cardiovascular control following spinal cord injury: an overview. Prog Brain Res 2006;152:223–229.

55. Walters BC, Hadley MN, Hurlbert RJ, et al. Guidelines for the management of acute

cervical spine and spinal cord injuries: 2013 update. Neurosurgery 2013;60(CN_suppl_1):82–91.

56. Ellingson BM, Woodworth DC, Leu K, et al. Spinal Cord Perfusion MR Imaging Implicates Both Ischemia and Hypoxia in the Pathogenesis of Cervical Spondylosis. World Neurosurg 2019;128:e773–781.

57. Duhamel G, Callot V, Decherchi P, et al. Mouse lumbar and cervical spinal cord blood flow measurements by arterial spin labeling: sensitivity optimization and first application. Magn Reson Med 2009;62(2):430–439.

58. Khaing ZZ, Cates LN, Hyde J, et al. Contrastenhanced ultrasound for assessment of local hemodynamic changes following a rodent contusion spinal cord injury. Mil Med 2020;185(Suppl 1):470–475.

59. Huang L, Lin X, Tang Y, et al. Quantitative assessment of spinal cord perfusion by using contrastenhanced ultrasound in a porcine model with acute spinal cord contusion. Spinal Cord 2013;51(3):196–201.

60. Ling J, Jinrui W, Ligang C, et al. Evaluating perfusion of thoracic spinal cord blood using CEUS during thoracic spinal stenosis decompression surgery. Spinal Cord 2015;53(3):195–199.

61. Gallagher MJ, Hogg FRA, Zoumprouli A, et al. Spinal Cord Blood Flow in Patients with Acute Spinal Cord Injuries. J Neurotrauma 2019;36(6):919–929.

# 第四章　脊髓损伤临床分级系统

## 现存方案和拟定备选方案

怀亚特·L.雷米，医学博士；延斯·R.查普曼，医学博士

### 关键词

- 脊髓损伤，神经创伤，ASIA 分级量表，脊柱损伤，脊髓

### 要点

- 随着现代登记注册研究和"大数据"指导临床决策成为常规，使用一种通用、简单和可靠的方法记录脊髓损伤患者的神经功能，就显得非常重要。
- 开展脊髓损伤（SCI）的正式临床评估，需要一种不像美国脊髓损伤协会那样繁琐的替代方法，可以方便、大范围地实施。
- 本文提出的分类是通过易用的评分系统（损伤严重程度为1~4级）来评估损伤平面下方的整体感觉运动、骶神经功能。
- 该分类系统旨在实现临床中的实用性，同时服务于研究和科学目的。

## 第一节　引　言

急性创伤性脊髓损伤（SCI）是一种严重的神经系统疾病，对患者和医保系统造成了代价高昂的短期和长期影响。身体、情感和经济影响足以改变患者及其家人的生活[1]。流行病学方面，与其他地区（如西欧和澳大利亚）相比，SCI 在北美仍最常见，据推测，这反映了暴力犯罪和自我伤害的发生率较高[2,3]。因此，监测神经功能结局的工具对于北美地区而言有重要意义。

尽管大量研究明确了脊柱骨折的形态学特征，但关于神经系统的损伤程度及

其预后的文献很少，这就是目前 SCI 临床决策时所面临的现状。与 SCI 分类系统的相对重要性相比，对 SCI 研究的缺乏则有些令人惊讶，因为神经功能损伤和预后通常构成了临床护理决策以及登记研究和临床试验数据收集的基础。

结局评分和分类系统在整个临床医学中得到了广泛使用。在日常患者护理中，它们被用于促进医务人员与指导管理之间的有效沟通，而在研究中使用，则可以作为确定管理策略有效性的工具，开展长期、准确的数据收集[4]。相对于 SCI 护理，分类系统和结局工具首先描述急性损伤的严重程度，随后是脊髓损伤平面，并进一步尝试预测神经功能恢复的机会。随着现代登记注册研究和"大数据"指导临床决策成为常规，采用通用、简单和可靠的方法记录脊髓损伤患者的神经功能，较之以往任何时候都显得更为重要。在本文中，作者对 SCI 分级方案进行了综述，复习了若干指标能预测结局的原因，并将其整合到 SCI 分级的建议中，以满足今后数十年内数据存储库和临床研究者的需求。

## 一、过去和当前的分类系统

SCI 最基本的分类工具可能是简单的存在或不存在任何神经功能缺损。这可进一步分为神经功能完好、不完全或完全 SCI[5]。弗兰克尔（Frankel）及其同事[6]将患者分为 5 类，从 A 至 E。将患者分为从重度完全感觉运动 SCI（A）到无神经系统症状（E）（表 4-1）。尽管是 SCI 分类中提出的初期版本，但 Frankel 分级在其简单和描述清晰方面非常成功，并成为诊断、预测结局和治疗多种严重程度 SCI 的主要工具。仅基于出现的神经系统症状，它可快速、方便地传达神经系统损伤的严重程度，并最终提供与此类损伤相关的预后的指导。然而，Frankel分类简单，缺乏粒度，使其在现代研究和数据收集中的应用变得不切实际。尽管如此，Frankel 分类仍是建立 SCI 未来分类的坚实基础。

## 表 4-1　脊髓损伤分类

| | 简要描述 | 优势 | 劣势 |
| --- | --- | --- | --- |
| Frankel 分类 | 5 项量表，从完全 SCI（A）到正常神经系统检查（E） | 易于在多个学科中使用；无计算要求 | 分级之间简单，无数字分类；未评估 NLI |
| 功能独立性评测（FIM） | 18 项量表（各分为 1~7 级），评估功能独立性和 ADL | 提供有关功能状态和 ADL 的详细数据；提供神经系统恢复的纵向数据 | 由 PT/OT 执行；主要限于康复中心或门诊；不评估 NLI；包括认知，但这并不总是适用 |
| 脊髓独立性评测（SCIM） | 数字系统（0~100），根据个人执行特定任务和 ADL 的能力分配分数 | 提供有关功能状态和 ADL 的详细数据；提供神经系统恢复的纵向数据；适用于脊髓功能 | 要求 PT、OT 和护士进行评估；通常无法急性进行；不评估 NIL |
| 胸腰椎损伤分类量表（TLICS） | 使用骨折形态的分数系统；神经损伤和 PLC 完整性，以评估是否需要进行手术 | 易于使用；整合骨折形态和神经状态以指导治疗 | 仅限于胸腰椎；不提供神经系统结局的预后；不评估 NLI |

缩略语：ADL，日常活动；NLI，神经系统损伤平面；OT，职业治疗师；PLC，后方韧带复合体；PT，理疗师。

　　根据脊柱创伤研究小组的建议和胸腰椎损伤分类量表（TLICS），目前普遍认为大多数急性 SCI 患者（尤其是不完全 SCI 患者）是手术干预的候选对象[7,8]。TLICS 是用于指导创伤性脊柱骨折手术治疗的一个数值分级系统。它可为胸腰椎的每种骨折形态、是否存在神经损伤以及后方韧带复合体的完整性指定分数。0~3 分提示保守（非手术）管理，5 分或 5 分以上提示手术治疗，4 分提示由外科医生自行选择。尽管 TLICS 主要关注脊柱稳定性和后方韧带复合体的完整性，但它合理地接纳了 Frankel 将神经系统状态作为 "完全或不完全" 的功能损伤的理念，进一步细分为脊髓、脊髓 / 圆锥或马尾受累。

　　当然，该严重程度量表的优势之一是将骨折形态和急性神经系统状态整合为一个数值。另一个优势是大多数临床医生可以轻松可靠地计算 TLICS。完成基本神经系统检查和适当的影像学检查 [ 通常为 CT 和（或）MRI ] 后，脊柱手术团队可以有效地确定 TLICS 评分。尽管 TLICS 可以帮助评估开展急性手术干预的必要性，但它无法评估预后。虽然它可以预测哪些患者由于脊柱不稳定或后方韧带复合体不稳定而必须接受手术，但它并无可利用的计算方法以预测神经系统结局和恢复。

功能独立性评测（FIM）是一个包含 18 个项目的量表，用于评估日常活动的功能性和独立性。每个项目按照 7 分量表进行评分，其中，7 分代表完全独立，1 分代表需要提供全面帮助（无法完成至少 25% 的某特定任务）[9]。FIM 是通过美国理疗及康复学会和美国康复医学大会之间的合作而开发的，并已被 SCI 模型系统采纳，用于跟踪和研究 SCI 后的功能结局[10]。在不同的医疗环境、提供者和患者类型中，FIM 评分表现出了可接受的可靠性，并已证明它尤其在身体康复研究的目标功能方面具有实用性[11]。但是，FIM 需要对很少用于 SCI 患者的认知功能进行评级。

脊髓独立性评测（SCIM）是一种综合工具，通过评价各种任务（包括自理、呼吸和肠道 / 膀胱控制以及几种类型的动作）来确定 SCI 后的整体独立性[12,13]。它于 FIM 之后开发，部分原因是第二次北美脊髓损伤研究（NASCIS Ⅱ）的结果未能显示 FIM 的任何变化，表明其对 SCI 敏感性差。SCIM 是适用于日常生活和独立性的 0~100 数字量表。SCIM 的优势在于它能够在康复阶段和社区中跟踪 SCI 的功能恢复。

尽管 FIM 和 SCIM 可用于评估 SCI 后改善情况得到数值量化数据，但由于两者评估的任务类型均为出院后（楼梯管理、户外活动、轮椅 – 车换乘等），因此，在 SCI 急性期缺乏实际应用。

使用这些评估还涉及许多耗时的检查，需要多名团队成员的合作。理疗师、职业治疗师、护士和康复专家适合在康复环境中开展这些评估，但不能在急症监护室进行。此外，FIM 和 SCIM 均未提供关于神经系统损伤平面（NLI）或低于 NLI 的客观残余神经功能的信息。因此，仍然需要一种 SCI 评价工具，该工具能够持续、统一和有效地评估急症住院期间的神经功能，并且在短期和长期随访中可持续应用。

## 二、美国脊髓损伤协会分级系统

迄今为止，确定 SCI 的神经功能缺损程度，最广泛使用的系统是国际脊髓损伤神经学分类标准（ISNCSCI），也称为美国脊髓损伤协会（ASIA）评分，它可细致地评估运动和感觉功能以及总体损伤（表 4-2）[14,15]。利用 0~5 强度标准量表，ASIA 运动评分可检查 $C_5$~$S_1$ 范围内的每个可检测的肌节，而感觉检查则可确定 $C_2$~$S_5$ 范围内的双侧 28 个皮节的精细触觉和针刺觉。利用这些数据以及进行自主肛门收缩的能力和肛门内压力的测试，形成了 ASIA 损伤量表（AIS）（表 4-2）。首次入院后，应尽快记录 ASIA 评分和 AIS 分级。AIS 分级（字母从 A 至 E）可描述 SCI 的总体严重程度和残留功能的完好程度，与神经功能恢复预后直接相关。AIS A 表示 NLI 下方运动或感觉功能完全消失，且肛门括约肌自主收缩丧失。AIS D 要求至少 50% 的 NLI 下方肌肉保持大于或等于 4 级的肌力。AIS E 患者的运动和感觉功能正常，无脊髓损伤证据。

### 表 4-2 美国脊髓损伤协会损伤量表

| | |
|---|---|
| ASIA 运动评分 | 通过对每个双侧肌节 0~5 分级进行计算；最高评分 100 |
| ASIA 感觉评分 | 评估双侧各皮节是否存在轻触觉、针刺觉 |
| 自主肛门功能 | 评估是否存在自主肛门收缩和肛门深部感觉，以确定骶椎是否受累 |
| ASIA 损伤量表（AIS） | |
| A | 完全 SCI，NLI 下方无感觉运动功能；无骶椎功能 |
| B | NLI 下方（包括 $S_4$~$S_5$）运动完全、感觉不完全 SCI |
| C | 运动不完全 SCI，NLI 下方 > 50% 肌节 < 3 级力度 |
| D | 运动不完全 SCI，NLI 下方 > 50% 肌节 ≥ 3 级力度 |
| E | 运动和感觉功能正常 |

已有的研究中，根据 AIS 分级，多项研究建立了与患者神经功能预后之间的关联。这仍然是 ASIA 分级系统的优势所在，可帮助医生更准确地为患者和家属提供长期结局前景的咨询[16-21]。例如，不到 5% 的 AIS A 的 SCI 患者可改善一

个或多个 AIS 等级，而能够从运动状态完全丧失改善至运动部分丧失的患者就更少 [17]。另一方面，高达 40% 的 AIS B 患者可转变为 D，而高达 80% 的 AIS C 患者可转变为 D[21]。随着时间的推移，ASIA 评分和 AIS 分级已被证明可提供可靠、详细的数据，可用于跟踪自然病程、各种治疗形式的结局和不同类型的 SCI 患者之间的比较分析。

ISNCSCI/ASIA 评分是为临床护理和研究工作提供更具有针对性和更有临床意义的数据所迈出的重要一步。在评估运动、轻触觉和针刺觉评分时，观察者间和观察者内的可靠性较高，因此进一步表明其在研究方案中的实用性 [22,23]。此外，由于参数的数量较多且每个参数必须进行检测的具体程度较高，ASIA 评分可提供非常完整的脊柱神经功能损伤情况。鉴于其记录的总体参数的数量，还可进行亚组分析，并且通常在临床研究中具有广泛代表性。例如，不仅可以确定 SCI 患者是否可长期改善其总体 AIS 分级，而且还可以利用简单直观的明确指标，可靠地跟踪 NLI 随时间推移的下降数据 [17]。

需要进行正式的 ISNCSCI 培训并且对于研究者及其助理"认证"，方可在临床试验和登记研究中开展 ASIA 评估，即使该检查已经在大多数大型医学中心的日常应用中得到了广泛实施。培训需要与获得认证的讲师之间进行互动，但这需要时间和成本，凸显了此项检查的复杂性，并对一般应用构成了障碍。

尽管 AIS 分级是一种易于获得参考的工具，有助于开展有效的团队沟通，详细说明 SCI 严重程度和功能，但获得个体 ASIA 运动和感觉评分是一项耗时且烦琐的评估，尤其是在多发创伤或插管患者中。记录 ASIA 状态所需的神经系统检查极其详细，需要检查者评估身体两侧的每个肌节和皮节。与受伤时开展的基线评价相比，这更有可能解释了为何 4 周后所开展检查的一致性和重现性得到了增强，因为与急性阶段的环境相比，后续检查是在更受控和更集中的环境中进行的 [24]。由于 ASIA 检查过于烦琐，许多 SCI 患者无法在急性护理阶段进行正式的 ASIA 检测，因此被从需要完整 ASIA 评估的登记研究和大型数据集中排除。

ASIA 评估的另一个缺点是缺乏对于肠道、膀胱和性功能的关注，尽管这些结果在 SCI 群体中非常重要。这些自主神经功能对 SCI 患者的生活质量有显著影响，进行针对性治疗，可带来明确获益[25]。肠道、膀胱和性功能的简单分类同样非常有临床意义，但对骶神经感觉的评估无法很好地解决，并被传统分类系统明显忽略。

# 第二节　下一代脊髓损伤评估工具

虽然 ASIA 评分系统可成功提供具体、详细、粒状数据，但它只是多个组分的总和，不能提供所有护理人员均可轻松上手并应用于患者护理和临床研究的易于使用的评分系统。提供整个脊柱中的每个神经根的详细数值数据可能有助于生成纯粹的科学数据，但除了烦琐之外，对于预测和监测 NLI 下方的恢复可能几乎没有临床意义。例如，$T_8$ AIS C 的 SCI 患者在每个 $S_1$ 神经根的高度详细运动评估中的赋值可忽略不计。

由于前面概述的所有原因，随着医疗决策从昂贵的随机临床试验转变为利用大型数据库开展研究，ASIA 类评估似乎不太可能满足 SCI 研究者的未来需求。然而，即使是最先进的外科数据存储库（例如国家手术质量改进计划和结局质量数据库）也很少能够提供有意义的 SCI 数据。越来越需要将 SCI 嵌入到大数据中，并提供一个属于 21 世纪的解决方案。2010 年，范·米登多尔普（van Middendorp）及其同事[26]介绍了他们对于理想脊髓损伤分类的关键因素的看法。这些研究者强调了质量，通过限制评估指标的数量，最大限度地提高日常实际使用的适用性，从而减少获得量化分级所需的时间。同样地，模型系统中的每个子类别也应通过字母数字编码所代表的严重程度的等级来表征，从而在临床和研究中使用更直观有效。

理想的 SCI 量表应该使用经验丰富的医生或护士在初始评估和住院期间常规收集到的许多相同参数。60 多年前，隆（Long）及其同事[27]指出神经和功能恢复与 NLI 密切相关。随后，逐渐证明了髋关节屈曲、髋关节伸展和髋关节外展与 SCI 后的行走呈正相关，因此，提供了关于重要神经功能恢复和生活质量的一个重点指标[28,29]。因此，尽管 NLI 可以提供直接信息指导损伤定位、治疗和结局，但是，更近端的肢体肌肉的肌力情况是日常监测和预后的补充。

作者提出 NLI 下方的 4 分运动评分（0~3），根据任何组中的损伤平面下方每条肢体的最佳肌力，数值分为运动完全受损（0）、运动严重受损（1）、运动轻微受损（2）和正常（3）（图 4-1）。运动轻微受损反映在不完全 SCI 中，NLI 下方肢体保留了具有临床意义的运动功能。运动严重受损定义是 NLI 尾侧给定肢体的任何肌肉群均无具有临床意义的运动功能。在单一肢体的最佳肌肉群中，"具有临床意义"的神经功能直观地取决于最小的抗重力强度。这避免了每次评估时需要详细说明和计算 0~100 的运动分数，从而有助于快速可靠地进行 SCI 运动分级。该系统还允许检查者忽略因肢体缺失或慢性功能障碍而产生的问题，并适用于有认知障碍的患者。

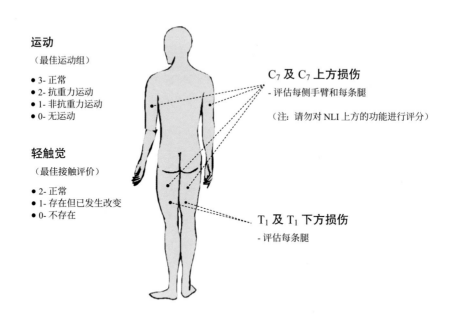

**运动**

（最佳运动组）

- 3- 正常
- 2- 抗重力运动
- 1- 非抗重力运动
- 0- 无运动

**轻触觉**

（最佳接触评价）

- 2- 正常
- 1- 存在但已发生改变
- 0- 不存在

$C_7$ 及 $C_7$ 上方损伤

- 评估每侧手臂和每条腿

（注：请勿对 NLI 上方的功能进行评分）

$T_1$ 及 $T_1$ 下方损伤

- 评估每条腿

图 4-1　SCI 的简化神经系统评估。对神经损伤平面（NLI）下方的每个肢体完成运动和感觉评价。运动评分的权重高于感觉评分，因为它们对功能恢复具有更大的预后意义。对于胸部损伤，合并评分为 10（每个肢体的运动和感觉总和）是正常的，而对于 $C_7$ 及 $C_7$ 上方的颈椎损伤，综合评分为 20 才是正常的。评估中不应包括 NLI 上方的肌节和皮节

以类似的方式，将感觉检查简化为 NLI 下方的每个肢体的测定（图 4-1）。感觉正常（2 分）、感觉不完全缺失（1 分）和感觉完全缺失（0 分），根据肢体对轻触觉的最佳反应定义感觉障碍的程度——这是一种通用且易于进行的床旁测试。重要的是，SCI 评分不再需要纳入直肠张力、球海绵体反射和会阴感觉。相反，通过更详细的 SCIM 问卷，可以在非紧急护理环境中客观化独立性（手指灵活性、行走、括约肌控制）。

对 NLI 下方具有临床意义的运动和感觉功能进行简化评估，不仅有助于在重症监护室和医院病房环境中进行常规的神经系统床边监测，而且有助于它成为所有 SCI 患者的核心数据集的一部分。简化后的评分易于使用，同时保留了粒度，可根据 2 个肢体（胸腰段损伤）或 4 个肢体（颈部损伤）评估立即生成损伤的严重程度，与针对每一个肌节和皮节、骶椎功能和功能保留区域的烦琐调查形成了鲜明对比。该简化 SCI 评分将直接反映神经功能恢复预后，与 AIS 分级相似。护理者在提供 SCI 评价时不需要事先接受特殊培训或认证方可获得"批准"，也不需要将更具侵袭性的括约肌功能作为其常规检查的一部分。

SCI 评分的简化有助于基于 App 技术实现现场快速记录和计算。此类流程改进还将增强检查依从性和分析的可及性，理想情况下，将为所涉及的任何额外付出形成成果奖励。

# 第三节　总　结

我们的世界已经转化为数字化的"信息时代"，要求需要提供有用的、通用的"颗粒性"数据，这些数据可以在大型数据库中获得、轻松维护并实现快速分析。ASIA 评分系统缺少简单的"即插即用"参数，而这些参数可从所有合格提供者那里轻松获得。类似于依赖于简单性和易用性的具有普适功能的革新技术进步，在信息时代，对于像 SCI 这样复杂的疾病进行分类的现代方法必须简化，以应对现在正在向我们走来并指导我们未来的"大数据"浪潮。将众所周知的"大数据"池转变为结构良好的"量子"数据结构,并具有不牺牲质量的特殊分析功能,这将是临床 SCI 研究迈出的一大步。SCI 神经系统评估的进步不仅是一个有吸引力的选项,而且是能最大限度地提高入组、效率和改善 SCI 护理的必要之举。需要替代 ASIA 评分和 AIS 分级系统,例如我们提出的系统,以提高效率,并最大限度地提高神经系统数据在信息技术时代中的影响。尽管 SCI 是一种复杂的、创伤性的和漫长的疾病过程,具有许多变量,但简化分类和预后评分方法不仅有实用价值,而且对于今后的临床试验和记录研究也至关重要。

## 临床治疗要点

- 在手术决策和改善神经系统结局方面,SCI 仍然是一种具有挑战性的疾病。
- 对不同严重程度的 SCI 的快速识别和分类在其短期和长期治疗中非常重要。
- 结局评分和分类系统有助于临床医生有效沟通和指导管理,而将其用于研究,可实现长期、准确的数据收集,以更好地确定管理策略的有效性。

### 披露

作者并无任何需要披露的内容。

# 参考文献

1. Ahuja CS, Wilson JR, Nori S, et al. Traumatic spinal cord injury. Nat Rev Dis Primers 2017;3(1):1–21.

2. Singh A, Tetreault L, Kalsi-Ryan S, et al. Global prevalence and incidence of traumatic spinal cord injury. Clin Epidemiol 2014;6:309.

3. Cripps RA, Lee BB, Wing P, et al. A global map for traumatic spinal cord injury

epidemiology: towards a living data repository for injury prevention. Spinal Cord 2011;49(4):493–501.

4. Malterud K, Hollnagel H. The magic influence of classification systems in clinical practice. Scand J Prim Health Care 1997;15(1):5–6.

5. Burrell HL. I. Fracture of the spine: a summary of all the cases (244) which were treated at the Boston City Hospital from 1864 to 1905. Ann Surg 1905;42(4):481.

6. Frankel HL, Hancock DO, Hyslop G, et al. The value of postural reduction in the initial management of closed injuries of the spine with paraplegia and tetraplegia. Spinal Cord 1969;7(3):179–192.

7. Lee JY, Vaccaro AR, Lim MR, et al. Thoracolumbar injury classification and severity score: a new paradigm for the treatment of thoracolumbar spine trauma. J Orthop Sci 2005;10(6):671.

8. Vaccaro AR, Zeiller SC, Hulbert RJ, et al. The thoracolumbar injury severity score: a proposed treatment algorithm. Clin Spine Surg 2005;18(3):209–215.

9. Hall KM, Cohen ME, Wright J, et al. Characteristics of the functional independence measure in traumatic spinal cord injury. Arch Phys Med Rehabil 1999;80(11):1471–1476.

10. Granger CV, Hamilton BB, Keith RA, et al. Advances in functional assessment for medical rehabilitation. Top Geriatr Rehabil 1986;1(3):59–74.

11. Ottenbacher KJ, Hsu Y, Granger CV, et al. The reliability of the functional independence measure: a quantitative review. Arch Phys Med Rehabil 1996;77(12):1226–1232.

12. Catz A, Itzkovich M, Agranov E, et al. SCIM–spinal cord independence measure: a new disability scale for patients with spinal cord lesions. Spinal Cord 1997;35(12):850–856.

13. Itzkovich M, Gelernter I, Biering-Sorensen F, et al. The Spinal Cord Independence Measure (SCIM) version Ⅲ: reliability and validity in a multi-center international study. Disabil Rehabil 2007;29(24):1926–1933.

14. Kirshblum SC, Waring W, Biering-Sorensen F, et al. Reference for the 2011 revision of the international standards for neurological classification of spinal cord injury. J Spinal Cord Med 2011;34(6):547–554.

15. American Spinal Injury Association. ISNCSCI worksheet. In: ASIA. 2000. Available at: http://asiaspinalinjury.org/information/downloads/. Accessed October 5, 2020.

16. Burns AS, Ditunno JF. Establishing prognosis and maximizing functional outcomes after spinal cord injury: a review of current and future directions in rehabilitation management. Spine (Phila Pa 1976) 2001;26(24 Suppl):S137–145.

17. Kirshblum S, Millis S, McKinley W, et al. Late neurologic recovery after traumatic spinal cord injury. Arch Phys Med Rehabil 2004;85(11):1811–1817.

18. Wilson JR, Grossman RG, Frankowski RF, et al. A clinical prediction model for long-term functional outcome after traumatic spinal cord injury based on acute clinical and imaging factors. J Neurotrauma 2012;29(13):2263–2271.

19. Coleman WP, Geisler FH. Injury severity as primary predictor of outcome in acute spinal cord injury: retrospective results from a large multicenter clinical trial. Spine J 2004;4(4):373–378.

20. van Middendorp JJ, Hosman AJ, Donders AR, et al. A clinical prediction rule for ambulation outcomes after traumatic spinal cord injury: a longitudinal cohort study. Lancet 2011;377(9770):1004–1010.

21. Fawcett JW, Curt A, Steeves JD, et al. Guidelines for the conduct of clinical trials for spinal cord injury as developed by the ICCP panel: spontaneous recovery after spinal cord injury and statistical power needed for therapeutic clinical trials. Spinal Cord 2007;45(3):190–205.

22. Marino RJ, Jones L, Kirshblum S, et al. Reliability and repeatability of the motor and sensory examination of the international standards for neurological classification of spinal cord injury. J Spinal Cord Med 2008;31(2):166–170.

23. Savic G, Bergström EM, Frankel HL, et al. Interrater reliability of motor and sensory examinations performed according to American Spinal Injury Association standards. Spinal Cord 2007;45(6):444–451.

24. Harrop JS, Maltenfort MG, Geisler FH, et al. Traumatic thoracic ASIA A examinations and potential for clinical trials. Spine 2009;34(23):2525–2529.

25. Burns AS, Rivas DA, Ditunno JF. The management of neurogenic bladder and sexual dysfunction after spinal cord injury. Spine 2001;26(24S):S129–136.

26. van Middendorp JJ, Audigé L, Hanson B, et al. What should an ideal spinal injury classification system consist of? A methodological review and conceptual proposal for future classifications. Eur Spine J 2010;19(8):1238–1249.

27. Long C. Functional significance of spinal cord lesion level. Arch Phys Med Rehabil 1955;36:249–55.

28. Kim CM, Eng JJ, Whittaker MW. Level walking and ambulatory capacity in persons with incomplete spinal cord injury: relationship with muscle strength. Spinal Cord 2004;42(3):156–162.

29. Crozier KS, Cheng LL, Graziani V, et al. Spinal cord injury: prognosis for ambulation based on quadriceps recovery. Spinal Cord 1992;30(11):762–767.

# 第五章 脊髓损伤一线治疗方案

## 基于美国神经外科医师协会 / 神经外科医师大会指南和常识的脊髓损伤治疗 ABC

克里斯托弗·威尔克森，医学博士；安德鲁·T. 戴利，医学博士

### 关键词

- 脊髓损伤，稳定，气道管理，通气支持

### 要点

- 在外科重症监护室监护脊髓损伤患者可降低死亡率，并可能改善结局。
- 通过持续 5~7 天容量补充和使用升压药维持平均动脉压 > 85 mmHg，可改善脊髓灌注水平，可能改善脊髓损伤患者的神经系统结局。
- 通过对脊髓损伤患者进行早期的开放性或闭合性复位和固定，可提供最佳的康复机会。

## 第一节 引 言

在美国，脊髓损伤（SCI）年发病率大约为每 100 万人群中 54 例[1]。该患者人群的治疗策略侧重于初期制动固定和早期干预。早期治疗的基础是临床评估、损伤表征、优化药物治疗和确切的手术治疗，包括固定和（或）减压。本文讨论的 SCI 重要的治疗策略均有大量研究数据支持。

# 第二节　气　道

气道管理必须始终作为 SCI 患者最初的高级创伤生命支持的一部分，尤其是对于颈椎损伤患者。科莫（Como）及其同事[2]总结了急性颈椎 SCI 和神经功能缺损患者对机械通气的需求。他们报告了 119 例患者，其中 45 例（37%）系完全 SCI，12 例患者（27%）的损伤节段为 $C_1 \sim C_4$，19 例（42%）系 $C_5$ 损伤，14 例（31%）系 $C_6$ 或 $C_6$ 以下节段损伤。8 例完全损伤患者死亡，死亡率为 18%。所有累及 $C_5$ 节段及 $C_5$ 以上节段的完全 SCI 患者均需要插管并最终实施气管切开。在累及 $C_6$ 节段或 $C_6$ 以下节段的完全 SCI 患者中，79% 患者需要接受插管，其中 50% 的患者需要行气管切开。因此，研究者强烈建议考虑对完全 SCI 患者进行早期插管，尤其是对于 $C_5$ 节段或 $C_5$ 以上节段损伤患者。

2007 年，贝里（Berlly）和谢姆（Shem）[3]报告了急性 SCI 后的急性期呼吸道管理。他们发现，呼吸系统并发症占不良事件的 36%，是该人群中最常见的并发症。呼吸衰竭是他们的病例系列中最常见的死亡原因，占 86%。急性 SCI 后平均 4.5 天发生呼吸衰竭。阿西（Hassid）及其同事[4]回顾了近 55 000 例 I 级创伤患者，并从中发现了一个包括 186 例孤立性急性颈椎 SCI 患者亚组。他们的报告指出，急性完全 SCI 患者必须早期插管才有可能存活。他们支持对不完全 SCI 患者进行密切观察，如果患者表现出任何呼吸衰竭迹象，则应立即实施气道干预。

# 第三节　呼　吸

一旦气道确认建立，提供通气支持以优化该患者人群的肺功能非常重要。应在专门的外科重症监护室（ICU）开展心肺支持治疗，ICU 医生和外科医生可以合作治疗 SCI 患者。一份涵盖了日内瓦国家脊柱损伤中心 10 年以来的急性创伤性四肢瘫痪治疗经验的报告，描述了 188 例从损伤现场直接转入 ICU 接受治疗的急性 SCI 患者[5]。在这 10 年期间，通过 ICU 的积极治疗，完全四肢瘫痪患者的死亡率已从33%降至7%,不完全四肢瘫痪患者的死亡率则从10%降至低于2%。根据该中心经验,大多数早期死亡与肺部并发症有关。重度呼吸功能不全的发生率与颈椎SCI受累的平面和严重程度有关。完全损伤患者的严重呼吸功能不全发生率为70%,不完全损伤患者的严重呼吸功能不全发生率为27%。所述死亡率的降低与ICU针对呼吸功能不全的早期监测和治疗直接相关。研究者强调,连续监测中心静脉压、动脉压、脉搏、呼吸频率和呼吸模式以及氧合－灌注参数的数据资源对于管理急性SCI后神经损伤患者至关重要,尤其是累及$C_6$以上平面的损伤。

格沙德勒(Gschaedler)及其同事[6]描述了在法国科尔马的一个ICU中对51例急性颈椎SCI患者的综合治疗。40%的患者存在多器官系统损伤。他们报告的死亡率低至8%,并描述了几例神经功能获得重要改善的重度损伤患者,包括1例Frankel A级患者改善至D级,2例Frankel B级患者改善至D级。他们描述了受伤后的早期转运和全面的重症监护、避免低血压和呼吸功能不全对患者的结局改善至关重要。麦克米坎(McMichan)及其同事[7]报告了在ICU治疗的22例急性颈椎SCI患者中发现了肺部并发症的一组前瞻性病例。他们将其结果与具有类似损伤的22例历史对照组进行了比较。与回顾性组(9例死亡)相比,接受积极肺部治疗的患者死亡率为0,呼吸并发症较少。他们由此得出结论,在急性SCI后早期开始高强度肺部治疗与生存率提升、肺部并发症发生率降低以及长期通气支持需求减少相关。

长期以来观察到SCI后患者的肺功能下降,尤其是在高平面颈椎损伤患者中。必须考虑这一过程以更改干预阈值,因为一些患者不符合实施插管和通气支持的传统经验的阈值。一项研究测量了16例完全颈椎SCI患者的肺功能,并将初始值与同一患者于受伤后1周、3周和5周以及3个月和5个月时获得的测量值进行比较[8]。在1981年的报告中,研究者注意到损伤后的用力肺活量(FVC)和呼气速率立即出现了显著的降低。FVC仅为预期值的25%的患者呼吸衰竭的发生率较高,需要接受呼吸机支持。对于$C_4$或$C_4$以上平面损伤的患者尤其如此。无论损伤发生在哪个颈髓平面，损伤后 5 周时的 FVC 显著增高，3 个月时加倍。重要的是，在占比 74% 的患者中，虽然 FVC 较低，但在不符合正常肺泡通气（$PaCO_2$）确定的常规呼吸机支持标准的患者中，通过血气分析确定了低氧血症（$PaO_2 < 80$ mmHg）。研究者将此归因于急性 SCI 后即刻发生的通气 – 灌注失衡。在大多数患者中，全身性低氧血症对辅助供氧治疗有反应。

伯尼（Berney）及其同事[9]描述了他们在临床路径（分类和决策树）方面的经验，以评估 114 例急性颈椎 SCI 患者的长期插管和气管切开需求。作者认为以下变量在预测积极气道管理需求方面至关重要：FVC 低于 830 mL、需要每小时多次吸痰和气体交换不良（$PaO_2/FiO_2 < 188$ mmHg）。在回归分析中使用这些变量可以准确预测 82% 患者的气管切开需求与成功拔管率，拔管失败率低于 10%。总体而言，共计 60% 的患者需要接受气管切开。

在后续发表的文献中，同一研究小组对急性颈椎 SCI 相关呼吸系统并发症进行了文献复习[10]。他们检索到了 21 项研究，包括 1263 例明确描述了采用急性颈椎 SCI 呼吸道管理方案的患者。尽管大多数报告为病例系列，但研究者发现，当医院护理人员使用该管理方案治疗急性 SCI 患者时，死亡率和呼吸并发症的风险均降低了 60%，气管切开的需求降低了 80%。使用临床路径使得机械通气持续时间缩短了 6 天，ICU 住院时间缩短了 7 天。

## 第四节　循环系统

长期以来，脊髓灌注一直是 SCI 患者治疗方面的一个关注主题。通过改善心血管参数，尤其是平均动脉压（MAP），优化灌注是 SCI 患者护理的一个重要部分。皮普迈尔（Piepmeier）及其同事[11]在 ICU 治疗的 45 例急性颈椎 SCI 患者中发现存在心血管不良事件。23 例患者为 Frankel A 级损伤，8 例为 B 级，7 例为 C 级，另 7 例为 D 级。他们在这些患者中发现了较高的心血管不良事件发生率，并确定了脊髓损伤的严重程度与心血管事件的发生率和严重程度之间存在某种直接相关性。尽管出现了一段时间内的初始稳定，但是，3 例患者在研究的 2 周观察期内因心功能不全而返回 ICU。在 45 例患者中，29 例出现了持续心动过缓，平均每日心率低于 55 次 / 分；32 次心动过缓发作期间的心率在较长时间段内低于 50 次 / 分。在他们的病例中，低血压在急性 SCI 后很常见，但大多数患者对容量补充治疗反应良好。但是，9 例患者需要使用血管加压药，用药持续为数小时至 5 天，以维持收缩压高于 100 mmHg。5 例患者（11%）发生了心脏骤停，所有患者均存在 Frankel A 级损伤，呼吸道护理和气管内吸痰期间发生了 3 例心脏骤停。研究者发现，损伤发生后的第一周内，患者最容易发生心血管事件。无论自主神经功能的好坏，最严重的神经损伤患者最有可能在急性 SCI 后发生血循环不稳定。皮普迈尔（Piepmeier）及其同事[11]得出结论，在 ICU 环境中严密监测严重损伤的急性 SCI 患者，可降低出现危及生命的紧急状况的风险。

塔特（Tator）及其同事[12]描述了他们在 1974—1979 年期间在 SCI 专科病房治疗 144 例急性 SCI 患者的经验。他们将其结果与急症 SCI 护理团队组建前的 1948—1973 年期间进行治疗的 358 例患者所组成的一个队列进行了比较。1974—1979 年期间，所有 144 例患者均在 ICU 环境中接受治疗，并密切关注低血压和呼吸衰竭的治疗。其医疗模式的制定原则为，避免低血压是急性脊髓损伤急诊治疗的最重要方面之一。使用晶体液和输注全血或血浆进行扩容，以强化低血压治疗。必要时，呼吸功能障碍患者应接受通气支持治疗。在接受积极 ICU 医疗模式治疗的 95 例患者中，观察到 41 例（43%）患者获得了神经功能改善，52 例患者（55%）无改善，仅 2 例患者（2%）恶化。研究者报告称，与其早期经验相比，由于后期采用了积极的 ICU 治疗策略，死亡率降低，并发症发生率降低，住院时间缩短，治疗成本减少。他们认为良好的 ICU 气道管理是降低死亡率的主要因素之一，并认为避免低血压、脓毒血症和泌尿系统感染可降低损伤后的并发症发生率。

莱曼（Lehmann）及其同事[13]报告了在一间 ICU 接受治疗的 71 例急性 SCI 患者所组成的一个队列，患者于 SCI 后 12 h 内入院，并按照神经损伤平面和严重程度分级（Frankel 量表）。如果患者存在并发症或其他疾病，如头部损伤、糖尿病、基础性心脏病或心脏药物使用史，则将其从该队列中排除。研究者发现，所有重度颈椎 SCI（Frankel A 级和 B 级）患者均出现长期心动过缓（定义为心率低于 60 次 / 分，至少持续 1 天）。35% 的 Frankel C 级和 D 级患者也表现出了长期心动过缓。仅 13% 的胸椎和腰椎 SCI 患者出现了这一观察结果。相比之下，重度颈椎 SCI 患者（71%）经常发生明显的心动过缓（低于 45 次 / 分），但在较轻度颈椎（12%）和胸腰椎（4%）SCI 患者中则不太常见。在 29% 的重度颈椎 SCI 患者中，窦房结减慢的严重程度足以导致血流动力学受损和全身性低血压，需要推注阿托品或放置临时起搏器。在 68% 的重度颈椎损伤组中发现了与低血容量无关的发作性低血压，其中一半病例需要使用静脉升压药物。重度损伤组 31 例患者中，5 例（16%）发生了原发性心脏骤停，均为 Frankel A 级 SCI，其中 3 例造成了致死性后果。损伤 14 天后，无明显心律失常或自发性低血压发作。研究者得出结论，在损伤发生后的最初 14 天内，可能危及生命的心律失常和低血压通常伴随颈脊髓的急性严重损伤。这些事件不单归因于自主神经系统被破坏，所以最好在 ICU 环境中进行检测和治疗。

沃尔夫（Wolf）及其同事[14]描述了 52 例双侧颈椎小关节脱位损伤患者的治疗经验，这些患者接受了 ICU 护理、容量复苏、有创监测和血流动力学调控，以维持 MAP 高于 85 mmHg 持续 5 天。34 例患者发生了神经完全损伤，13 例不完全损伤，5 例患者神经功能完好。研究者尝试在患者到达治疗中心后 4 h 内进行闭合复位，并对无法通过闭合方法（包括麻醉下的闭合复位）进行损伤复位的患者进行了早期切开复位。除 3 例患者外，所有患者均接受了固定融合手术。研究者报告，21% 的完全 SCI 患者和 62% 的不完全颈椎 SCI 患者在出院时的神经功能得到了改善，神经功能完好患者均未出现病情恶化情况。研究者得出结论，他们针对急性 SCI 患者的积极、早期内科和外科管理方案改善了损伤后的结局。ICU 环境中开展的治疗、维持 MAP 的血流动力学监测以及早期闭合或开放脊髓减压与继发性并发症减少相关。

利瓦伊（Levi）及其同事[15]根据积极的管理方案在 ICU 环境中治疗了 50 例急性颈椎 SCI 患者，该方案包括有创血压监测，容量和药物支持以维持血流动力学特征，具有足够高的心输出量和平均血压 90 mmHg。8 例患者在入院时存在低血压（收缩压＜ 90 mmHg），82% 的患者发生了容量抵抗性低血压，对容量复苏无反应，需要在治疗开始后的最初 7 天内使用升压药物。在完全运动损伤的患者人群中，该结局的发生率提高了 5.5 倍。40% 接受 MAP 升压治疗的患者（包括几例完全损伤患者）的神经功能获得了一定程度的改善，42% 保持不变，18% 死亡。有创血流动力学监测造成的并发症发生率极低。研究者得出结论，利用 ICU 开展的血流动力学监测，可早期发现并及时治疗心功能失调和血流动力学不稳定，并可降低急性 SCI 后的并发症发生率和死亡率。

韦尔（Vale）及其同事[16]报告了一项前瞻性病例系列研究的结果，他们对 77 例急性 SCI 患者进行了积极复苏和血压管理。所有患者均在 ICU 接受了有创监测（Swan-Ganz 导管和动脉管路）和升压处理，以在损伤发生后 7 天内维持 MAP 高于 85 mmHg。他们报告了 10 例完全颈椎 SCI（ASIA A 级），25 例不完全颈椎 SCI（ASIA B、C 和 D 级），21 例完全胸椎 SCI，8 例不完全胸椎 SCI（B、C 和 D 级）。ASIA A 级颈椎损伤患者的平均入院 MAP 为 66 mmHg，90% 的患者除扩容外还需要使用升压药，以维持 MAP ≥ 85 mmHg。52% 的不完全颈椎 SCI 患者需要使用升压药，以将 MAP 维持在 85 mmHg。29 例胸椎 SCI 患者中，仅 9 例需要使用升压药。研究者报告称，使用有创监测或药物治疗来增高 MAP 导致并发症的发生率极低。在 1 年多随访时（平均 17 个月），神经功能结局恢复不一致，通常恢复不完全。10 例颈椎 ASIA A 级患者中，3 例恢复了行走能力，2 例恢复了膀胱功能。在 12 个月随访时，23 例不完全颈椎 SCI 患者恢复了行走功能，其中仅 4 例患者的初始检查评分与行走能力相一致。25 例患者中，22 例（88%）恢复了膀胱控制能力。35 例颈椎 SCI 患者和 29 例胸椎 SCI 患者中，分别有 31 例和 27 例接受了手术治疗。研究者比较了早期和晚期手术治疗与神经系统结局，未发现之间存在任何统计学相关性。他们得出结论认为，在其病例系列中发现，急性 SCI 后神经系统结局改善是通过早期积极的液体复苏和提高血压导致的，能够带来手术之外的获益。

古利（Guly）及其同事 [17] 在 490 例急性 SCI 患者系列中发现收缩压低于 100 mmHg 和心率低于 80 次 / 分（即神经性休克）的发生率为 19.3%（95% 置信区间，14.8~23.7）。2006 年，弗兰加（Franga）及其同事 [18] 描述了 30 例急性完全颈椎 SCI 患者中的心血管不稳定的发生率为 17%，包括需要永久性起搏器植入的缓慢性心律失常。

# 第五节　ABC 总结

急性 SCI（尤其是颈椎损伤）患者经常发生低血压、低氧血症、肺功能障碍和心血管不稳定，尽管心功能和肺功能最初可能还是稳定的。这些并发症不限于完全 SCI 患者。危及生命的心功能不稳定和呼吸功能不全可能是一过性和偶发性的，但仍有可能在受伤后的最初 7~10 天内复发。最严重的脊髓损伤患者发生这些危及生命事件的可能性似乎最大。有证据表明，在 ICU 治疗中，可早期发现血流动力学不稳定、心功能紊乱、肺功能障碍和低氧血症。及时处理急性 SCI 患者中发生的不良事件，可降低心脏相关和呼吸相关并发症的发生率和死亡率。

在 ICU 中开展的管理，似乎对急性颈椎 SCI 后的神经系统结局具有积极影响。有创动脉监测也可能在改善神经功能方面发挥作用。多项回顾性研究报告称，与历史对照组相比，在 ICU 环境中的受控条件下进行的扩容和升压与急性 SCI 患者的 ASIA 评分改善相关。有证据表明，急性 SCI 后将 MAP 维持在 85~90 mmHg 持续 7 天是安全的，可改善脊髓灌注和最终神经系统结局。

# 第六节　闭合复位

一旦 ABC 得到解决，那么，恢复正常的脊柱序列（减压）则是 SCI 患者的下一个目标。来自美国神经外科医师协会/神经外科医师大会脊柱和周围神经疾病联合分会的 2002 年度报告发表了关于闭合复位问题的循证指南[19]。该综述报告了文献中发表的综合病例中的急性颈椎骨折–脱位损伤的闭合复位的有效性：1200 例患者接受了闭合复位治疗，80% 病例获得了成功。报告的永久性神经功能恶化发生率低于 1%，短暂性损伤发生率 2%~4%。尽管尚无足够的证据支持标准治疗或建立临床指南，但是，研究者仍然得出了结论："建议采用颅颈牵引，实现颈椎骨折–脱位损伤的早期闭合复位，以恢复清醒患者的颈椎解剖对线。"[19]

随后于 2013 年发表了几个补充病例系列，并添加到更新后的指南中，涉及另外 195 例患者[20]。拜尔（Beyer）及其同事[21] 描述了他们在 34 例患者中的经验，其中 28 例尝试了闭合复位治疗。28 例损伤中，只有 10 例通过 halo 牵引实现了完全复位，7 例损伤根本无法实现复位。研究者描述了单侧小关节脱位损伤的复位难度更大。奥康纳（O'Connor）及其同事[22] 报告了在 21 例下颈椎小关节损伤患者中尝试闭合复位治疗，11 例患者损伤成功复位。在发生后 5 天以上的骨折–脱位损伤中，闭合复位未成功（$n = 55$）。1 例患者发生了短暂性神经功能恶化。科伊维科（Koivikko）及其同事[23] 报告了在接受颅颈牵引治疗的 85 例患者中，62 例（73%）成功复位了颈椎骨折–脱位损伤，其中 1 例在成功复位期间发生了神经功能恶化。

在另一个由 45 例接受了闭合复位的单侧和双侧创伤性颈椎小关节脱位损伤的患者组成的回顾性系列中，89% 的患者成功复位[24]。损伤至复位的时间与运动评分结局改善之间并无关联。莱因德尔（Reindl）及其同事[25] 报告了术前接受闭合复位治疗的 41 例患者中的成功率为 80%。1 例患者实施的闭合复位导致其短暂性神经功能恶化，术后 1 年消退。现有证据一般支持在急性创伤性颈椎骨折–脱位损伤病例中实施闭合复位的有效性，但尚未在随机对照试验中证实神经系统结局的明确改善。

因此，2013 年，指南委员会再次得出结论，通过牵引–复位对颈椎骨折–脱位损伤进行闭合复位，急性创伤性脊柱畸形的复位对于清醒患者而言似乎是安全有效的[19]。一份文献综述表明，通过使用这种技术，高达 80% 的颈椎骨折 – 脱位损伤患者获得了复位，闭合复位的总体永久性神经系统并发症发生率为 1%。但是，必须由接受过复位技术培训的专科医生在监测下对清醒和配合的患者进行复位。

1 例 68 岁女性骑马时跌落，发生了屈曲 – 牵张损伤，$C_5 \sim C_6$ 左侧单侧小关节移位（图 5-1）。神经系统检查显示上肢斗篷样感觉迟钝和弥漫性 4 级肌力，但下肢感觉和运动检查正常。将她置于颅骨牵引弓（Gardner-Wells tongs）中，并连续增加砝码，直到达到 23 kg（50 lb）的直线牵引力，每次增加砝码之后检查神经系统。通过侧位透视和手法操作，我们成功复位了左侧 $C_5 \sim C_6$ 小关节（图 5-2）。在整个手术过程中，患者的神经系统检查保持稳定。在手术室中，她接受了 $C_5 \sim C_6$ 颈椎前路椎间盘切除术和椎间融合器放置。考虑到其双侧小关节破裂，她随后接受了 $C_5 \sim C_6$ 后路脊柱内固定和关节固定术（图 5-3）。术后，其 MAP 保持在 85 mmHg 以上 3 天，症状逐渐改善至接近肌力正常。

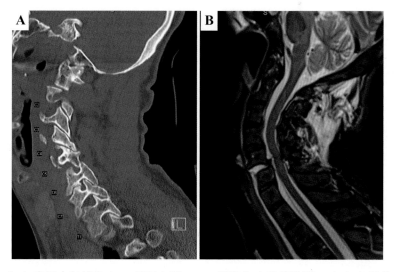

图 5-1　（A）旁正中矢状位 CT，显示左侧 $C_5 \sim C_6$ 移位和小关节绞锁；（B）矢状位 T2 加权中线 MRI 显示 $C_5 \sim C_6$ 椎间盘破裂，未明显突入椎管内，前后纵韧带破裂，椎旁肌肉组织软组织水肿

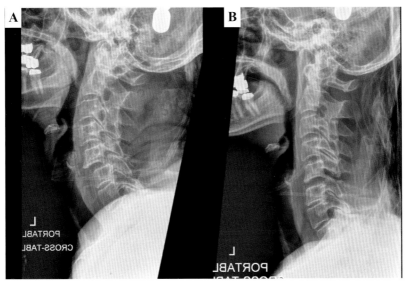

图 5-2 （A）复位前侧位 X 线透视图像，显示 $C_6$ 上 $C_5$ 发生了前滑脱；（B）23 kg（50 lb）直线牵引患者的复位后侧位 X 线透视图像，显示损伤闭合复位并恢复了脊柱对线

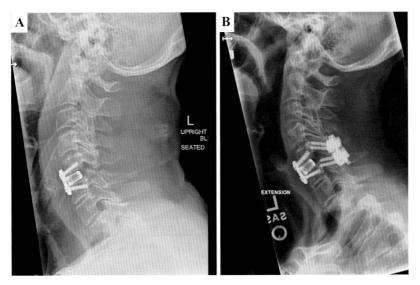

图 5-3 （A）直立颈椎侧位平片，显示 $C_5\sim C_6$ 颈椎前路椎间盘切除术和椎间融合器放置术后变化，$C_5\sim C_6$ 小关节扩大；（B）直立颈椎侧位平片，显示 $C_5\sim C_6$ 后路矫形固定术后的变化，显示 $C_5\sim C_6$ 小关节间压迫

# 第七节　复位前 MRI 检查

在闭合复位或开放后路复位之前，MRI 的作用目前仍存在争议。关于这些复位操作期间或之后即刻出现神经功能恶化已有少量报告。这一发现导致一些临床医生建议在复位前对所有患者进行 MRI 筛查，以寻找椎间盘碎片突出造成的椎管狭窄。但是，该流程也存在几个缺点。如果图像采集导致延迟，则最终脊髓减压可能会延迟。此外，将不稳定脊柱损伤患者从病床转移至 MR 扫描室的过程中，会产生其他风险。

MRI 发现的椎间盘突出或膨大合并颈椎小关节损伤的临床重要性尚不清楚。接受闭合复位治疗的 37 例患者中，9 例患者出现了椎间盘突出，其中 4 例接受了后期前路减压手术[26]。随后在未指明的时间段内从 4 家医院抽取的 13 例患者组成的系列中，每例患者在其护理期间的某个时间点进行了 MRI 检查，结果显示 10 例患者存在椎间盘突出，3 例患者的损伤平面出现了椎间盘膨出[27]，研究者对这一观察结果所具有的临床意义提出了质疑。此项研究中，并无患者在闭合复位操作期间或之后出现新的永久性神经功能缺损。文献中的一项研究特别涉及比较复位前和复位后 MRI；研究者发现，在 9 例患者中，3 例于闭合复位后新发椎间盘突出，但这些患者均未出现神经功能恶化[28]。在闭合复位后实施 MRI 扫描的一个更大病例系列的 80 例患者中，46% 的患者存在椎间盘突出或膨大，但仅 1 例患者在闭合复位后出现了神经根症状短暂恶化[29]。此外，里佐洛（Rizzolo）及其同事[30]的病例显示，55% 的颈椎 SCI 患者发生了椎间盘破裂或突出。在该病例系列中，清醒且能够在闭合复位过程中报告神经系统变化的患者接受了复位操作，并无患者出现神经功能的进一步丧失。清醒或警觉程度不足以可靠地参与检查的患者未接受闭合复位操作。所有这些研究均质疑 MRI 检查结果在指导治疗中所具有的临床意义。

2006 年，达索（Darsaut）及其同事[31]报告了使用某种独特牵引器械的经验，利用此种器械，可使用 MRI 监测闭合复位。研究了 17 例非连续患者，其中 11 例损伤通过闭合牵引实现成功复位。这 11 例患者中，9 例同时实现了完全脊髓减压，1 例患者减压不完全，另 1 例患者尽管实现了重新对位对线，但仍持续存在脊髓压迫。作为牵引复位过程的一部分，在开始闭合复位之前发现的所有软椎间盘突出均复位至椎间隙中。

颈椎脱位复位前的 MRI 检查缺乏有价值的证据，但该议题目前仍存在争议。李（Lee）及其同事[32] 于 2009 年发表了关于该议题的一篇综述，他们并未发现关于治疗感觉迟钝的颈椎脱位患者的循证医学指南。阿诺尔（Arnold）及其同事[33] 对来自脊柱创伤研究组的 29 名脊柱外科医生进行了调查，询问他们对于与急性单侧和双侧颈椎小关节脱位损伤相关的 10 种临床场景的治疗方案。根据临床场景（42%~77%），不同外科医生在复位前 MRI 检查方面的必要性认知上存在很大差异，对于为减少损伤而实施开放或闭合复位或为提供确定性手术治疗而实施的手术方法上，几乎没有一致性。2004 年，科伊维科（Koivikko）及其同事[23] 报告了他们对于 85 例颈椎骨折 – 脱位损伤患者进行治疗的经验。62 例颈椎闭合牵引获得了成功复位，其他病例则需要手术复位。并无患者接受复位前 MRI 检查，并无患者因实施闭合复位而导致神经功能恶化。所有手术患者均接受了后路棘突间钢丝融合治疗。尽管获得了这些结果，但自文章发表以来，研究者仍然承认最近在颈椎骨折 – 脱位患者的治疗中使用了复位前 MRI 检查。

根据报告，在闭合复位失败后，前路和后路切开复位时，因挤出椎间盘组织而导致神经功能恶化。艾斯蒙特（Eismont）及其同事[34] 报告了 63 例患者的病例系列，如果闭合复位不成功，则进行闭合牵引复位，然后再进行切开复位。其中 1 例患者在后路切开复位融合术之后病情恶化，术后脊髓造影发现脊髓腹侧椎间盘突出。在另外 3 例闭合复位失败的患者和 2 例骨折 – 脱位复位后静态神经功能缺损患者中发现椎间盘突出（1 例切开复位，另 1 例闭合复位）。其中 1 例患者在随后的颈椎前路椎间盘切除融合术之后病情恶化。在另一份报告中，复位后成像检查发现 2 例患者出现了椎间盘突出，均于尝试闭合复位失败后实施的开放复位后病情恶化[35]。罗迫逊（Robertson）和瑞安（Ryan）[36]报告了3例患者在颈椎半脱位损伤治疗期间病情恶化。第1例患者在送往医疗中心就医过程中恶化，并发现椎管内椎间盘突出，导致严重狭窄。第2例于开放后路复位和内固定/关节固定术后出现神经功能丧失，同时显示存在椎间盘碎片突出，导致脊髓压迫。第3例患者于闭合复位技术后出现病情恶化，复位后MRI检查显示存在椎间盘突出。针对16例闭合复位或开放后路复位后出现神经损伤的小关节脱位患者进行了更为实质性的综述，试图描述恶化的严重程度范围。在16例患者中，7例发生了完全脊髓损伤，其中6例发生于开放后路复位后，1例发生于麻醉下手法复位后[37]。仅有2例病例在尝试闭合复位颈椎骨折－脱位损伤过程中出现了神经功能恶化，具体原因为椎间盘突出所导致的脊髓压迫[38,39]。

复位前MRI检查显示多达一半的颈椎小关节半脱位患者出现了椎间盘突出，但其临床意义尚不清楚。椎间盘组织突出的存在与闭合复位或开放后路复位操作后出现神经功能恶化的可能性之间普遍缺乏相关性。鉴于缺乏支持其使用的证据，必须权衡潜在获益与延迟明确治疗损伤的风险以及不稳定脊柱损伤运送过程的风险。美国神经外科医师协会脊髓损伤管理指南指出，在神经功能恢复方面，Ⅲ类医学证据支持针对颈椎骨折－脱位损伤进行早期闭合复位，并不特别建议进行复位前MRI检查。复位前MRI检查可能带来获益的一个患者人群是需要恢复正常的解剖学脊柱序列的存在感觉迟钝型SCI患者。复位前MRI检查的另一个适应证是通过切开复位未能成功复位的损伤，尤其适应需要后路进入才能成功复位的患者。

# 第八节　手术治疗时机

临床证据越来越支持创伤性SCI后的早期手术干预。迄今为止最大规模的高质量研究，急性脊髓损伤的手术时机研究（STASCIS），将早期手术定义为初次损伤后24 h内[40]。研究者发现，在调整术前神经系统状态或类固醇给药等变量后，接受早期手术减压和关节固定术的患者的 ASIA 损伤量表评分至少改善 2 级的可能性提高了 2.8 倍。尽管这是一项前瞻性、非随机设计研究，但也针对早期手术干预给出了令人信服的论据。接受早期手术的患者更有可能接受针对完全损伤的初始运动评估，表明即使是这些损伤患者，也有可能获益（ASIA A 或 B vs. C、D 或 E；58% vs. 38%）。真正的完全损伤患者的手术时机（ASIA A）目前仍存在争议。一项专门分析完全颈椎损伤的手术时间（< 24 h vs. > 24 h）和运动恢复的时间的观察性队列研究，并未显示采用该指标的患者得到了获益，无论患者是否接受了早期手术干预[41]。这一观察结果得到了在胸椎和颈椎损伤人群中进行的其他几项研究的支持[42]。

# 第九节 总 结

事故现场和医院针对 ABC 的直接关注构成了治疗急性 SCI 的基础。既往文献已经反复报告了涉及氧合、气道、通气支持以及扩容的 ICU 治疗可改善生存率、减少并发症并改善神经系统结局。通过闭合或开放方式进行早期复位和受压脊髓减压，为改善不完全 SCI 提供了最佳可能性。

## 临床治疗要点

- 颈髓损伤患者的呼吸衰竭发生率较高，需要在 ICU 进行密切监测。高达 60% 的患者需要插管和（或）气管切开。

- 危及生命的心律失常和低血压常伴随重度颈椎 SCI。

- 可安全开展颈椎骨折 – 脱位的早期闭合复位，高达 80% 的患者可实现成功复位。

- 复位前 MRI 检查的作用目前仍存在争议，在实现了成功和安全的闭合复位患者中，高达 50% 存在复位前椎间盘突出。

- 对于感觉迟钝型患者或在进行手术复位之前尝试闭合复位失败的患者，应强烈考虑进行复位前 MRI 检查。

**披露**

作者并无任何需要披露的内容。

# 参考文献

1. Jain NB, Ayers GD, Peterson EN, et al. Traumatic spinal cord injury in the United States, 1993—2012. JAMA 2015;313(22):2236–2243.

2. Como JJ, Sutton ER, McCunn M, et al. Characterizing the need for mechanical ventilation following cervical spinal cord injury with neurologic deficit. J Trauma 2005;59(4):912–916 [discussion: 916].

3. Berlly M, Shem K. Respiratory management during the first five days after spinal cord injury. J Spinal Cord Med 2007;30(4):309–318.

4. Hassid VJ, Schinco MA, Tepas JJ, et al. Definitive establishment of airway control is critical for optimal outcome in lower cervical spinal cord injury. J Trauma 2008;65(6):1328–1332.

5. Hachen HJ. Idealized care of the acutely injured spinal cord in Switzerland. J Trauma 1977;17(12):931–936.

6. Gschaedler R, Dollfus P, Mole JP, et al. Reflections on the intensive care of acute cervical spinal cord injuries in a general traumatology centre. Paraplegia 1979;17(1):58–61.

7. McMichan JC, Michel L, Westbrook PR. Pulmonary dysfunction following traumatic quadriplegia. Recognition, prevention, and treatment. JAMA 1980;243(6):528–531.

8. Ledsome JR, Sharp JM. Pulmonary function in acute cervical cord injury. Am Rev

Respir Dis 1981;124(1):41–44.

9. Berney SC, Gordon IR, Opdam HI, et al. A classification and regression tree to assist clinical decision making in airway management for patients with cervical spinal cord injury. Spinal Cord 2011;49(2):244–250.

10. Berney S, Bragge P, Granger C, et al. The acute respiratory management of cervical spinal cord injury in the first 6 weeks after injury: a systematic review. Spinal Cord 2011;49(1):17–29.

11. Piepmeier JM, Lehmann KB, Lane JG. Cardiovascular instability following acute cervical spinal cord trauma. Cent Nerv Syst Trauma 1985;2(3):153–160.

12. Tator CH, Rowed DW, Schwartz ML, et al. Management of acute spinal cord injuries. Can J Surg 1984;27(3):289–293,296.

13. Lehmann KG, Lane JG, Piepmeier JM, et al. Cardiovascular abnormalities accompanying acute spinal cord injury in humans: incidence, time course and severity. J Am Coll Cardiol 1987;10(1):46–52.

14. Wolf A, Levi L, Mirvis S, et al. Operative management of bilateral facet dislocation. J Neurosurg 1991;75(6):883–890.

15. Levi L, Wolf A, Belzberg H. Hemodynamic parameters in patients with acute cervical cord trauma: description, intervention, and prediction of outcome. Neurosurgery 1993;33(6):1007–1016 [discussion: 1016–1017].

16. Vale FL, Burns J, Jackson AB, et al. Combined medical and surgical treatment after acute spinal cord injury: results of a prospective pilot study to assess the merits of aggressive medical resuscitation and blood pressure management. J Neurosurg 1997;87(2):239–246.

17. Guly HR, Bouamra O, Lecky FE, et al. The incidence of neurogenic shock in patients with isolated spinal cord injury in the emergency department. Resuscitation 2008;76(1):57–62.

18. Franga DL, Hawkins ML, Medeiros RS, et al. Recurrent asystole resulting from high cervical spinal cord injuries. Am Surg 2006;72(6):525–529.

19. Hadley MN, Walters BC, Grabb BC, et al. Initial closed reduction of cervical spine fracture-dislocation injuries. Neurosurgery 2002;50(3 Suppl):S44–50.

20. Gelb DE, Hadley MN, Aarabi B, et al. Initial closed reduction of cervical spinal fracture-dislocation injuries. Neurosurgery 2013;72(Suppl 2):73–83.

21. Beyer CA, Cabanela ME. Unilateral facet dislocations and fracture-dislocations of the cervical spine: a review. Orthopedics 1992;15(3):311–315.

22. O'Connor PA, McCormack O, Noel J, et al. Anterior displacement correlates with neurological impairment in cervical facet dislocations. Int Orthop 2003;27(3):190–193.

23. Koivikko MP, Myllynen P, Santavirta S. Fracture dislocations of the cervical spine: a review of 106 conservatively and operatively treated patients. Eur Spine J 2004;13(7):610–616.

24. Greg Anderson D, Voets C, Ropiak R, et al. Analysis of patient variables affecting neurologic outcome after traumatic cervical facet dislocation. Spine J 2004;4(5):506–512.

25. Reindl R, Ouellet J, Harvey EJ, et al. Anterior reduction for cervical spine dislocation. Spine (Phila Pa 1976) 2006;31(6):648–652.

26. Harrington JF, Likavec MJ, Smith AS. Disc herniation in cervical fracture subluxation. Neurosurgery 1991;29(3):374–379.

27. Doran SE, Papadopoulos SM, Ducker TB, et al. Magnetic resonance imaging documentation of coexistent traumatic locked facets of the cervical spine and disc herniation. J Neurosurg 1993;79(3):341–345.

28. Vaccaro AR, Falatyn SP, Flanders AE. Magnetic resonance evaluation of the intervertebral disc, spinal ligaments, and spinal cord before and after closed traction reduction of cervical spine dislocations. Spine (Phila Pa 1976) 1999;24(12):1210–1217.

29. Grant GA, Mirza SK, Chapman JR, et al. Risk of early closed reduction in cervical spine subluxation injuries. J Neurosurg 1999;90(1 Suppl):13–18.

30. Rizzolo SJ, Vaccaro AR, Cotler JM. Cervical spine trauma. Spine (Phila Pa 1976) 1994;19(20):2288–2298.

31. Darsaut TE, Ashforth R, Bhargava R, et al. A pilot study of magnetic resonance imaging-guided closed reduction of cervical spine fractures. Spine (Phila Pa 1976) 2006;31(18):2085–2090.

32. Lee JY, Nassr A, Eck JC, et al. Controversies in the treatment of cervical spine dislocations. Spine J 2009;9(5):418–423.

33. Arnold PM, Brodke DS, Rampersaud YR, et al. Differences between neurosurgeons and orthopedic surgeons in classifying cervical dislocation injuries and making assessment and treatment decisions: a multicenter reliability study. Am J Orthop (Belle Mead NJ) 2009;38(10):E156–161.

34. Eismont FJ, Arena MJ, Green BA. Extrusion of an intervertebral disc associated with traumaticsubluxation or dislocation of cervical facets. Case report. J Bone Joint Surg Am 1991;73(10):1555–1560.

35. Olerud C, Jonsson H Jr. Compression of the cervical spine cord after reduction of fracture dislocations. Report of 2 cases. Acta Orthop Scand 1991;62(6):599–601.

36. Robertson PA, Ryan MD. Neurological deterioration after reduction of cervical subluxation. Mechanical compression by disc tissue. J Bone Joint Surg Br 1992;74(2):224–227.

37. Mahale YJ, Silver JR, Henderson NJ. Neurological complications of the reduction of cervical spine dislocations. J Bone Joint Surg Br 1993;75(3):403–409.

38. Maiman DJ, Barolat G, Larson SJ. Management of bilateral locked facets of the cervical spine. Neurosurgery 1986;18(5):542–547.

39. Farmer J, Vaccaro A, Albert TJ, et al. Neurologic deterioration after cervical spinal cord injury. J Spinal Disord 1998;11(3):192–196.

40. Fehlings MG, Vaccaro A, Wilson JR, et al. Early versus delayed decompression for traumatic cervical spinal cord injury: results of the Surgical Timing in Acute Spinal Cord Injury Study (STASCIS). PLoS One 2012;7(2):e32037.

41. Dvorak MF, Noonan VK, Fallah N, et al. The influence of time from injury to surgery on motor recovery and length of hospital stay in acute traumatic spinal cord injury: an observational Canadian cohort study. J Neurotrauma 2015;32(9):645–654.

42. Petitjean ME, Mousselard H, Pointillart V, et al. Thoracic spinal trauma and associated injuries: should early spinal decompression be considered? J Trauma 1995;39(2):368–372.

# 第六章　中央脊髓综合征的重新定义

毛里齐奥·J.阿维拉，医学博士；约翰·赫尔伯特，医学博士

## 关键词

- 中央脊髓综合征，颈椎病，颈椎管狭窄，脊髓损伤，高龄，跌倒，颈部创伤，过度伸展

## 要点

- 通过神经系统检查来确诊中央脊髓综合征难度较大，影响了我们准确获得该疾病的人口统计学数据和结局数据。
- 中央脊髓综合征的特点是基础性脊柱退变叠加发生了低速/低冲击力的创伤，而导致的脊髓损伤，无骨折或脱位。
- 中央脊髓综合征的病理生理学可能涉及源自脊髓中央灰质的横向剪切力，向下行白质纤维束横向扩展，与损伤强度成正比。
- 中央脊髓综合征涉及一系列神经功能缺损，首先累及手和上臂，但缺损范围可包括从轻度的手部感觉异常至最严重形式的完全四肢瘫痪。

# 第一节　引　言

脊髓损伤（SCI）包括脊柱创伤导致的广泛神经功能缺损。已经确定了与SCI相关的几种综合征，表明了脊髓内特定神经束损伤引起的独特的神经功能缺损。脊髓前索综合征与脊髓前动脉闭塞相关，通常涉及密集性运动缺损、轻触觉和痛觉消失，但保留了后索深感觉和位置觉[1]。相反，脊髓后索综合征可能由脊髓后动脉闭塞引起，其特征为后索功能缺损（共济失调），但保留了运动、轻触

觉和痛觉。Brown-Séquard 综合征可能由穿透性创伤引起，表现为侧方 SCI，导致同侧运动和后索功能缺损，以及对侧轻触觉和痛觉缺损[2]。脊髓圆锥综合征由 $L_1$ 或 $L_2$ 区域的脊髓圆锥创伤引起，导致不同程度的截瘫，包括感觉和括约肌损伤，以及下运动神经元损伤，特征包括张力减低、反射减退和尿潴留[1]。在不同的 SCI 模式中，中央脊髓综合征（CCS）是不完全 SCI 的最常见形式[3]。

CCS 患者的首次描述由威廉·索伯恩爵士（William Thorburn）发表，他是来自英国曼彻斯特的曼彻斯特皇家医院的一名普外科医生（图 6-1A）。在 19 世纪晚期的前放射照相时代，他报告了 9 例颈椎脊髓损伤病例，其中 1 例患者的手部功能受到的影响较之腿部功能更为严重[4]。索伯恩假设这种独特的损伤模式是由脊髓中央灰质出血所引起的，但由于患者存活，无法利用尸检确认。

直至 60 年后，密歇根大学的一名神经外科医生理查德·施奈德（Richard Schneider）（图 6-1B），才确定了索伯恩的原始病例，并报告了一系列类似的颈椎 SCI 患者，这些患者的手部影响大于手臂或腿部功能障碍，他引入了术语"急性中央颈髓损伤综合征"[5]。他发现该综合征的特征为"上肢运动障碍不成比例地多于下肢运动障碍、膀胱功能障碍（通常是尿潴留）以及病变平面以下不同程度的感觉缺失"[5]。他还得出结论，损伤通常涉及伸肌。

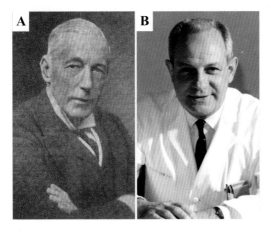

图 6-1 （A）在曼彻斯特皇家医院工作的对脊髓损伤尤为感兴趣的普外科医生威廉·索伯恩爵士（1861—1923）于 1887 年提供了关于创伤后瘫痪患者的首份报告，其中，178 例患者的手部影响多于腿部影响；（B）来自密歇根大学的神经外科医生理查德·施奈德（1913—1986）将"中央脊髓综合征"定义为不完全脊髓损伤的一种独特形式。[(A) 来自 THE LATE SIR WILLIAM THORBURN。*Br Med J.* 1923;1(3248):576–577；(B) 来自密歇根大学本特利历史图书馆；经许可 ]

自施奈德最初描述该疾病以来近 70 年，CCS 的定义在很大程度上仍然保持不变：与近端的上肢和较远的下肢相比，急性颈椎 SCI 主要影响手部。如今，CCS 的诊断仍然依赖于神经系统检查[3]。然而，这在确诊 CCS 时造成了相当大的困惑，这自然涉及一系列损伤严重程度。一些患者仅出现了手部和手指刺痛，但其他方面的神经功能完好，从未入院接受治疗。其他患者表现为近四肢瘫痪，即使在康复和恢复数月后也表现出严重的残留手部和腿部瘫痪。因此，CCS 患者的流行病学和结局信息在很大程度上缺失，现有数据混入了传统的因骨折脱位引起的常规 SCI 患者。在人口老龄化和 CCS 不断上升的"大数据"新时代中，区分这种 SCI 机制与其他机制更为重要，以便对其所代表的独特综合征进行诊断、研究和适当的治疗。

在这篇综述中，我们回顾了与 CCS 相关的流行病学因素，探讨其背后的病理生理学，并将结局与更传统的 SCI 进行比较。最后，我们提出了一种现代化的 CCS 定义，希望为同质人群设置一个易于诊断的平台，有利于开展更好的研究并促进治疗策略的一致性。

## 第二节　流行病学

博斯（Bosch）及其同事[6]通过对 1955—1965 年期间牧场之友（Ranchos Los Amigos）医院收治的 447 例 SCI 患者系列的回顾分析，发现 CCS 的病例数量约占所有创伤性脊髓损伤病例的 10%，占颈椎损伤病例的 20%。40 年后，麦金利（McKinley）及其同事[7]确定了 1992—2004 年期间在弗吉尼亚联邦大学接受康复治疗的 839 例连续 SCI 患者中，44% 患有 CCS。与其他 SCI 综合征相比，CCS 患者的年龄更大。与导致骨折脱位的高冲击力创伤相比，CCS 的损伤机制通常是低速 / 低冲击力创伤（例如，地面跌落）。麦金利及其同事[7]还观察到 CCS 中最常见的神经损伤平面为 $C_4$ 和 $C_5$。其他研究已证实，在存在基础性颈椎管狭窄的老年人群中，低冲击力创伤导致的过伸性损伤可在不发生骨折或脱位的情况下引发 CCS[8-10]。

从更广泛的角度来看，大型数据库显示所有 SCI 的人口统计学特征在过去几十年内都在不断变化。哈根（Hagen）和同事[11]报告了挪威 SCI 的发病率从 20世纪 50 年代的 6.2 例 /100 万人增加至 2001 年的 26.2 例 /100 万人。在同一时期，受伤患者的平均年龄从 40 岁增高到 49 岁[11]。值得注意的是，50 岁及 50 岁以上患者更有可能发生颈椎不完全损伤。阿霍涅米（Ahoniemi）及其同事[12]在芬兰开展了一项类似的研究，报告称在 1970—2000 年，30 年内 SCI 的发病率从 13例 /100 万人增加至 24 例 /100 万人。在此期间，芬兰 SCI 患者的平均年龄从 37岁增高至 42 岁，而 55 岁及 55 岁以上人群的 SCI 发生率提高了 2 倍[12]。通过比较 1995—1998 年期间与 2009—2013 年期间的队列，托达（Toda）及其同事[13]发现，日本 60 岁及 60 岁以上患者的 SCI 发生率也已翻倍。与挪威报告的趋势相似，他们注意到了这些老年患者的颈椎损伤例数较多。

与其他国家相比，美国报告的 SCI 发病率最高，最近估计每年新发病例数为17 000 例（54 例 /100 万人）[14-16]。美国 SCI 的人口统计学特征同样以老年人群为主[14,17]。例如来自国家脊髓损伤统计中心的数据显示，SCI 的平均年龄从 20 世纪70 年代的 29 岁演变为 2018 年的 43 岁[16]。

总之，世界各地的多样化人群证实了 SCI 的发病率不断攀升，因为较轻的外力创伤导致老年人群中的损伤例数较多。这些损伤更常累及颈椎且容易导致不完全神经功能缺损。在 21 世纪，CCS 例数可能占所有 SCI 的一半以上。目前，难以获得准确诊断和可靠报告阻碍了在全国范围内准确识别 CCS。

# 第三节　病理生理学

更深入地理解 CCS 的病理生理学和自然病程的主要障碍是文献中报告的患者人群的不一致性。从 20 世纪 50 年代施奈德的原始病例系列开始至今[18]，CCS 病例的报告混合了颈椎病、后纵韧带骨化（OPLL）、创伤性椎间盘突出和骨折/半脱位患者[5]。

施奈德的最初描述提出 CCS 是一种过度伸展损伤，导致（前方）骨赘与（后方）黄韧带之间的脊髓压迫，伴有或不伴有脊柱的骨折[5]。该理论的主要证据是泰勒（Taylor）[19] 于几年前发表的一项研究，证明黄韧带褶皱导致尸检椎管狭窄和脊髓压迫。由于中央性髓内出血是尸检中的一致发现，施奈德得出结论，脊髓中心区域的压缩力最大，首先导致灰质破坏，然后随着压缩力的增加，逐步涉及周围的白质，因此他确定为 CCS。因此，与灰质相邻的外侧皮质脊髓束的内侧纤维被认为较外侧纤维更容易遭受损伤（图 6-2）。施奈德猜测外侧皮质脊髓束的分层分布（内层控制手和手臂）是导致该综合征的临床表现的原因[5]。

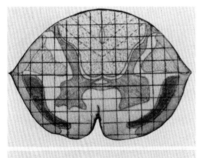
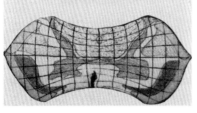

图 6-2　Schneider's sketches made from a foam model of the cervical spinal cord in cross-section, including major ascending and descending pathways and x-and y-axis grids. (*Top*) Native state with normal anatomy. (*Bottom*) Compressed state from midline anterior osteophytes and posterior ligamentum flavum demonstrating preferential distortion of the central spinal cord with relative sparing of the lateral funiculi. The most medial portion of the corticospinal tract (thought to represent hand function) was proposed to be more selectively compromised than the laterally located leg fibers. (*From* Schneider RC, Cherry G, Pantek H. The syndrome of acute central cervical spinal cord injury; with special reference to the mechanisms involved in hyperextension injuries of cervical spine. *J Neurosurg*. 1954;11(6):546-577. https://doi. org/10.3171/jns.1954.11.6.0546.)

尽管施奈德机制背后的逻辑令人信服，但是，复杂的轴突标记实验和灵长类动物脊髓病变研究未能证明外侧皮质脊髓束在颈脊髓中的躯体定位结构[18,20,21]。事实上，基于灵长类动物的脊髓横断研究，外侧皮质脊髓束的功能是携带运动传出纤维，促进抓握和手部灵巧度，而不是整体上下肢控制[20,22]。因此，在胸椎中，皮质脊髓束的数量只占颈脊髓束的一小部分，它向腿部和足部提供的输入更有限。

进一步的工作支持关于皮质脊髓束分层的论断。郑（Zheng）及其同事[23]最近证明，在 CCS 减压手术后，下肢肌肉而不是上肢肌肉的运动单位活动发生了显著变化。在尸检标本中使用组织学技术，邦奇（Bunge）和利瓦伊（Levi）确认了中央脊髓损伤后整个外侧皮质脊髓束受到了严重影响，而不仅仅是影响其内侧纤维[21,22]。同时，腹侧皮质脊髓束大部分未受影响，表示这种损伤的中央和横向倾向，主要累及灰质和相邻外侧白质。

综合上述证据，CCS 中的感觉和运动手部首先受累可能源于以下非特异性损伤的组合：上行二节段的脊髓丘脑轴突交叉通过中央灰质和紧邻白质中的下行外侧皮质脊髓，主要累及手部功能。低速 / 低冲击力过伸机制的作用力不足以导致骨折 / 脱位，但可导致黄韧带屈曲超过最大颈椎前凸区域：$C_4$、$C_5$ 和 $C_6$。脊髓在黄韧带和前方的椎间盘 / 骨赘之间被压迫，使得中央管较之侧隐窝变窄。因此，由于这些中线狭窄结构的位置，在中线处产生了最大压力。因此，在低速度和低冲击力下，脊髓内容物被移位至受损程度较轻的侧隐窝中。不太严重的损伤首先影响中央灰质，导致手部麻木。更严重的过度伸展会导致更为严重的实质移位和破坏，从脊髓中心径向扩散至相邻的外侧皮质脊髓束，导致手部和更近端的上肢无力。

在其原始描述中，索伯恩[4]和施奈德以及同事[5]认为尸检标本中与 CCS 相关的髓内出血程度值得评论。虽然他们当时并不了解，髓内出血仍可能在 CCS 的病理生理学中发挥重要作用。1986 年，华莱士（Wallace）及其同事[24]使用胶体碳血管造影术，完全展示了供应哺乳动物颈脊髓灰质的小动脉的复杂网状网络（图 6-3）。使用不完全 SCI 的动脉瘤夹法（联想起之前描述的 CCS 背后的机制），髓内出血对于灰质的破坏非常明显（图 6-4）。在既存椎管狭窄的情况下，很容易想象出这些小动脉在中线压迫下横向移位时所产生的剪切力，导致破裂和动脉出血进入凝胶样灰质，向外侧扩散进入狭窄程度较轻的侧索区域（图 6-5）。

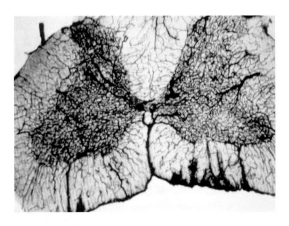

**图 6-3** 从颈椎区域拍摄的啮齿动物脊髓的胶体碳血管造影。注意小动脉的细网状图案，在灰质中尤为突出。与垂直方向的白质上行和下行轴突相反，这些脆弱的血管可能对横向位移的拉伸和剪切力高度敏感，如图 6-5 所示（由 Dr.Charles H.Tator 提供）

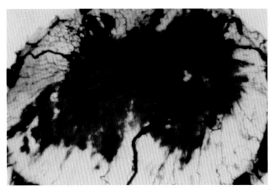

**图 6-4** 使用经校准的动脉瘤夹模型，针对遭受急性压迫性损伤的啮齿动物脊髓进行胶体碳血管造影。当应用夹闭时，向脊髓的前表面和后表面施加压缩力，使脊髓组织向外侧移位。该动脉瘤夹的强度是针对不完全损伤而设置的。请注意，首先导致灰质中的出血性转化，并相对保留了位于更周边区域的白质束（由 Dr.Charles H.Tator 提供）

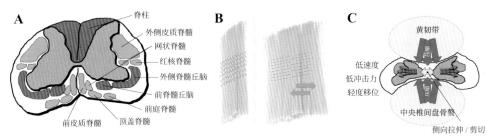

**图 6-5** （A）人脊髓中的主要上行和下行通路及其与中央灰质的关系示意图。注意主要负责手部灵巧度的外侧皮质脊髓束的位置和体积，胸脊髓中的体积要小得多。运动主要定位于更靠前的网状脊髓和前庭脊髓束；（B）颈脊髓中的上行和下行白质轴突（意大利面条）的图示（左）。波浪线表示水平方向的血管小动脉、中间神经元和交叉至对侧脊髓丘脑束中的上行路径的平面体感传入纤维。在前、后压缩的情况下，垂直方向的轴突发生横向位移（右），对损伤相对耐受，而横向的血管和神经则被拉伸和剪切力不成比例地破坏；（C）椎管狭窄伴黄韧带过度生长和骨赘压迫脊髓的示意图。产生的力使得轴突、神经元、神经胶质和血管发生横向位移，远离中央压迫。与传统骨折脱位相比，促使发生这种移位所需的力较小，在许多情况下，不会影响外周白质束

　　总之，CCS 的病理生理学通常发生在既存狭窄的情况下，涉及颈椎低冲击力 / 低速过度伸展损伤。这将导致颈椎（$C_4$~$C_6$）前凸顶点处的黄韧带屈曲，造成脊髓压迫骨赘和椎间盘突出进入前管内，将脊髓实质移入狭窄程度较小的侧隐窝。压缩的中心位于矢状中线，但横向扩散与所涉及的力和既存狭窄程度成正比。脊髓灰质首先因针对穿过中线和小动脉血供的横向感觉传入纤维的拉伸和剪切而受到影响；与纵向白质束相比，它们的水平方向的走行特点使其更容易受到横向位移的损伤（图 6-6）。灰质损伤导致手部感觉障碍。损伤力度较高时，剪切和顿挫力向外侧延伸，首先累及内侧至外侧的白质束。手部的运动无力是由皮质脊髓侧束受累而引起的。随着损伤力的增大，更多的外侧、前部和后部白质受累，影响手臂、腿部、肠道和膀胱功能。

　　因此，CCS 代表着一系列感觉和运动功能缺失，首先影响上肢，随后影响下肢，具体取决于创伤和狭窄的程度。该损伤机制提示了可以引发完全 SCI 而不伴有骨折 / 脱位的可能性，即美国脊髓损伤协会（ASIA）A 级的 CCS。

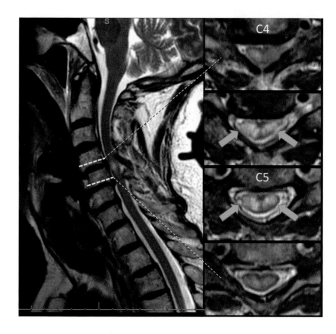

图 6-6　在无骨折或脱位的情况下，对创伤后 CCS 患者进行矢状位和轴向 MRI 检查。颈椎前凸顶点的既存椎管狭窄明显。注意皮质脊髓束（箭头）所在灰质和侧方白质的轴位图像上的异常高信号，前、后白质传导束未受影响

# 第四节 治 疗

在围绕 CCS 治疗的所有争议中，针对不完全 SCI 的治疗是最具有争议的议题之一。在施奈德和同事发表的文章中 [5] 将 CCS 的手术治疗描述为"禁止，因为可能发生自发改善或完全恢复。此外，手术会对这些患者造成伤害，而不是使其获益。"在提出这一警告后的 65 年中，针对 CCS 手术干预采取更为保守的理念始终处于争论中。

## 一、保守治疗

最近，2019 年迪维（Divi）及其同事发表的文章 [25] 得出结论认为，非手术保守治疗是 CCS 的首选治疗方法，支持施奈德的原始建议。1977 年，施罗斯布里（Shrosbree）[26] 介绍了一个含 99 例颈椎损伤患者的病例系列。在他们的报告中，39 例患者发生了过度伸展损伤，但其余患者存在压缩性骨折，甚至包括 2 例齿状突骨折。他们的治疗包括卧床休息和固定 12 周，采用头架弓颈椎牵引治疗小关节半脱位 [26]。采取这些保守措施后，他们发现在共计 99 例患者中，84% 改善至"几乎完全恢复；独立（手部轻微受累）"或"拄拐杖行走；更多累及手部" [26]。石田（Ishida）和富永（Tominaga）[27] 在 2002 年介绍了日本 22 例 CCS 患者。在他们的系列研究中，所有患者均接受了保守治疗，沙袋固定 2~3 周，然后再用颈托固定 3~4 周。他们发现最常见的损伤机制是过度伸展损伤。在 2 年随访时，77% 的患者运动完全恢复，其余患者存在轻度手部功能障碍 [27]。在 2 年时，63% 的患者的针刺觉和轻触觉完全恢复 [27]。

2003 年，波拉德（Pollard）和阿普尔（Apple）[28] 回顾了 20 余年以来其康复中心收治的颈椎 SCI 后不完全性四肢瘫痪患者。尽管他们的回顾包括 412 例患者，但是，他们存在几个数据点缺失，尤其是仅 202 例患者在受伤后接受了完整的神经系统检查，这就限制了他们的一些观察结果 [28]。其中 97 例患者被诊断为 CCS，57 例在颈椎狭窄的情况下被诊断为 SCI，无骨折或不稳定。其中 38 例接受了保守治疗，19 例接受了手术减压。研究发现，两组术后 9 天的神经系统检查结果并无差异。在他们的大型 SCI 患者研究队列（含 412 例患者）中，从初始损伤至末次随访期间，CCS 患者的 SCI 损伤量表总体改善 30 分；这些病例中，CCS 患者的 SCI 损伤量表的改善幅度远高于其他类型的 SCI 患者[28]。

## 二、手术治疗

施奈德及其同事[5,29]报告了他的几例原始患者接受了广泛的椎板切除术和硬膜打开以切断齿状韧带，并注意到神经功能恶化的发生率较高。尽管他最初存在疑虑，但国家登记数据显示，在过去 10 年间，开展的 CCS 外科手术例数增加了 40%，其原因可能是与 20 世纪 50 年代相比，围术期护理和手术技巧得到了改善[30,31]。

最近的研究显示，接受 CCS 手术治疗的患者的神经功能都得到了恢复[32-40]。乌里韦（Uribe）及其同事[36]评价了 29 例接受椎板扩大成形术的 CCS 患者，并报告大多数患者（71%）在 3 个月时改善了 1 个 ASIA 等级。在时间跨度 21 年，针对 126 例 CCS 患者的回顾性综述中，史蒂文斯（Stevens）及其同事[39]报告称，与仅接受药物治疗的患者相比，接受手术干预的患者获得了统计学意义的显著改善，平均随访 32 个月，Frankel 量表评分至少提高一个等级。格斯特（Guest）及其同事[40]回顾了他们的 50 例 CCS 患者，所有患者均接受了手术减压，在平均持续 36 个月的随访期内，所有患者均较基线改善了至少 30/100 分。

在陈（Chen）及其同事[33]开展的 49 例 CCS 急性减压手术中，所有患者的 ASIA 运动评分均改善至少 20 分，而在受伤后 4 天内接受手术的患者的改善幅度高达 32 分。大多数恢复发生在术后 6 个月内，平均随访 56 个月显示进一步的改善幅度平均不到 10 分[33]。2005 年，宋（Song）及其同事[41]回顾了含 22 例接受手术干预的无骨折或脱位的 CCS 患者的病例系列。在他们的病例系列中，所有患者均至少改善了一个 Frankel 等级，而 4 例患者（18%）改善了两个等级。该队列中，从受伤至手术的平均时间为 8 天。根据神经系统严重程度确定手术时机，与缺陷更严重的患者相比，早期改善患者的手术时机安排较晚[41]。这仍然是目前常用的一种治疗方案。

### 三、手术时机

也许较 CCS 减压手术的必要性，引发更为广泛的争论议题是手术的时机。人们普遍认为，骨折脱位导致的不完全 SCI 应早期减压和固定。但是，在不存在急性骨折或脱位的情况下，不完全 CCS 的手术时机在不同医院和不同外科医生之间差异很大[35]。一些外科医生更倾向于在患者达到神经症状平台期后，即急性损伤期结束数周或数月后开展手术[42]。证据有限且普遍存在争议。

在 126 例 CCS 患者的病例中，史蒂文斯及其同事[39]发现早期减压（< 24 h）和延迟减压（> 24 h）可改善整个队列的运动功能，两组之间的神经功能结局未见差异[39]。陈（Chen）及其同事[32]在损伤平均 9 天后对 CCS 患者开展手术，手术治疗的主要标准是神经功能未改善或恶化。他们将其结果与接受非手术治疗的患者进行了比较，发现延迟手术的运动功能改善更快；81% 的患者术后即刻获得改善，可早期活动、提前出院和缩短康复期[32]。但是，这种获益是短暂的：在 6 个月随访时，手术组与非手术组之间的神经功能结局并无差异[32]。

格斯特（Guest）及其同事[40]分析了受伤后 24 h 内接受治疗的患者和受伤后超过 24 h 接受治疗的患者。他们发现，骨折脱位患者从早期手术中获益最大，与超过 24 h 的患者相比，他们的平均重症监护室住院时间缩短 6 天。2011 年，阿拉比（Aarabi）及其同事[43]复习了含 42 例无骨折或脱位的 CCS 患者的病例，比较了入院后 24 h 内、24~48 h 和超过 48 h 接受手术的患者之间的神经系统结局。9 例患者于 24 h 内接受手术，10 例患者于 24~48 h 内接受手术，17 例患者在 3~7 天内接受手术，3 例患者在 7 天到 6 周内接受手术。尽管所有患者在 12 个月时的神经功能获得了改善，但他们的结果并未显示不同手术时机之间的运动评分存在任何差异[43]。

总之，尽管早期手术可通过缩短重症监护室留置时间、允许早期活动和缩短总住院时间而使得重度 SCI 患者在短期内获益，但是，迄今为止，早期与延迟 CCS 手术之间的长期神经系统结局似乎相似，尤其是当实施了长期随访时 [25,32,39]。相反，在急性条件下开展颈脊髓手术减压不可能没有风险。报告了狭窄椎管手术减压后导致脊髓再扩张而形成的再灌注损伤（白髓综合征），MRI 信号变化（出血）和神经功能恶化导致四肢瘫痪 [44,45]。

基于几乎与上述完全相同的证据，美国神经外科医师协会 / 神经外科医师大会联合指南委员会建议，CCS 患者应接受"压迫脊髓手术减压，尤其是当压迫为局灶性和位于前方时" [18]。建议在重症监护室开展医疗管理，以监测血流动力学参数，并在损伤后的第一周增高血压，使得平均动脉压介于 85~90 mmHg [18]。他们并未找到足够的证据就手术开展时机提出建议。

AO 脊柱指南委员会建议：可以在没有机械不稳定的证据的情况下，"将早期手术（损伤后 < 24 h）视为创伤性中央脊髓综合征成人患者的一个治疗选择"，承认该证据质量较低，且此建议的力度较弱 [46]。

国际脊髓协会建议"患有继发于椎管狭窄过伸损伤且无骨折、脱位、不稳定、椎间盘突出的 CCS 患者，可以选择接受手术治疗［尤其是在持续脊髓压迫的情况下，存在严重神经功能缺损（AIS C）的选定病例中］或首先开展保守治疗，如果存在神经功能恶化或已进入神经功能恢复平台期的话，后期再进行外科手术" [47]。

总之，提供 CCS 患者减压和手术时机的证据的文献的观点并不一致。现行指南考虑了常识和外科医生 / 患者偏好。建立简单、明确的标准，提供可靠的 CCS 诊断，将使得这些决策具有更为可靠的循证依据。

# 第五节　中央脊髓综合征的新定义

自施奈德将其称为 CCS 以来近 70 年，我们已经了解到，该疾病的主要人口统计学资料涉及既存颈椎管狭窄的老年人群，发生了低速 / 低冲击力过度伸展颈部创伤，无骨折或脱位。与传统不完全 SCI 相比，CCS 在累及手臂和腿部功能之前首先累及手部感觉和运动功能的倾向，进一步说明了其具有独特的病理生理学。然而，由于无法可靠和及时地诊断，因此，理解和治疗这种重要疾病的能力受到了限制。

我们建议对 CCS 进行简化定义，以纳入在无骨折或脱位的情况下创伤性事件所导致的任何类型的颈脊髓局部急性感觉或运动缺陷。24 h 内恢复正常的症状（如手或手指麻木和刺痛）仍应归类为脊髓震荡。然而，无运动缺陷且持续时间超过 24 h 的手和手指感觉症状应被视为最轻度的 CCS，应转诊进行神经外科或脊柱外科评价。最严重的 CCS 可能表现为完全 ASIA A 级 SCI，局限于颈椎，无骨折或脱位。

应通过常规 X 线或首选 CT 排除骨折或脱位。脊柱正常的 MR 成像上的非特异性韧带信号变化，不应被视为脱位的证据。然而，过度伸展损伤伴前纵韧带破坏和椎间隙扩大（± 硬膜外血肿）不符合 CCS 的这一定义，因为在创伤时可能发生暂时性的脱位 / 平移压迫脊髓。与 CCS 相比，在发生高速 / 高冲击力创伤和 MRI 序列上存在韧带损伤证据的情况下，对于青少年或年轻成人，必须考虑无影像学异常的 SCI（SCIWORA）。CCS 可被视为无创伤证据的 SCI 亚类（SCIWORET）[48]。然而，SCIWORET 的定义包含更广泛的、更具有非特异性的 SCI 谱，以符合上述病理生理学考量。

CCS 的简化定义不仅有助于基于病理生理学进行诊断，而且可在当地、全国和全球住院人群之间开展更有意义的比较，以帮助今后研究更好地客观化描述自然病程和不同类型治疗的结局。此外，这种简单性有助于在国家数据集采集的大型人群中开展 CCS 研究。

# 第六节　总　结

CCS 是最常见的不完全 SCI 类型。目前的流行病学趋势预测，发生此类损伤的人群比例将增高。尽管施奈德在 60 多年前就发现了该综合征，但患者人群的异质性和诊断标准仍然混淆了当前对于该疾病的认识。因此，在非手术至手术治疗的整个治疗范围内，对疾病治疗策略仍然存在争议。中央脊髓综合征的新的、更简洁的定义，将使得我们能够借助登记数据在国家层面上对其进行识别，并帮助今后的研究阐明其特征并优化针对这种重要的新兴疾病的治疗策略。

## 临床治疗要点

- 中央脊髓综合征（CCS）可表现为手部麻木和刺痛，甚至发展为完全四肢瘫痪。

- 成人CCS发生在低冲击力／低速创伤情况下，无骨折／脱位，可患有基础性颈椎病。

- 如果患者病情稳定或神经功能获得改善，建议进行手术减压，但可以择期或半择期方式进行。

- 出现进行性神经功能恶化的患者，应进行紧急减压。

### 披露

作者没有任何需要披露的内容。

# 参考文献

1. Diaz E, Morales H. Spinal cord anatomy and clinical syndromes. Semin Ultrasound CT MRI 2016;37(5):360–371.

2. Tattersall R, Turner B. Brown-Séquard and his syndrome. Lancet 2000;356(9223):61–63.

3. Hashmi SZ, Marra A, Jenis LG, et al. Current concepts: central cord syndrome. Clin Spine Surg 2018;31(10):407–412.

4. Thorburn W. Cases of injury to the cervical region of the spinal cord. Brain

1887;9(4):510–543.

5. Schneider RC, Cherry G, Pantek H. The syndrome of acute central cervical spinal cord injury; with special reference to the mechanisms involved in hyperextension injuries of cervical spine. J Neurosurg 1954;11(6):546–577.

6. Bosch A, Stauffer ES, Nickel VL. Incomplete traumatic quadriplegia. A ten-year review. JAMA 1971;216(3):473–478.

7. McKinley W, Santos K, Meade M, et al. Incidence and outcomes of spinal cord injury clinical syndromes. J Spinal Cord Med 2007;30(3):215–224.

8. Lenehan B, Street J, O'Toole P, et al. Central cord syndrome in Ireland: the effect of age on clinical outcome. Eur Spine J 2009;18(10):1458–1463.

9. Penrod LE, Hegde SK, Ditunno JF. Age effect on prognosis for functional recovery in acute, traumatic central cord syndrome. Arch Phys Med Rehabil 1990;71(12):963–968.

10. Stevenson CM, Dargan DP, Warnock J, et al. Traumatic central cord syndrome: neurological and functional outcome at 3 years. Spinal Cord 2016;54(11):1010–1015.

11. Hagen EM, Eide GE, Rekand T, et al. A 50-year follow-up of the incidence of traumatic spinal cord injuries in Western Norway. Spinal Cord 2010;48(4):313–318.

12. Ahoniemi E, Alaranta H, Hokkinen E-M, et al. Incidence of traumatic spinal cord injuries in Finland over a 30-year period. Spinal Cord 2008;46(12):781–784.

13. Toda M, Nakatani E, Omae K, et al. Age-specific characterization of spinal cord injuries over a 19-year period at a Japanese rehabilitation center. PLoS One 2018;13(3):e0195120.

14. Devivo MJ. Epidemiology of traumatic spinal cord injury: trends and future implications. Spinal Cord 2012;50(5):365–372.

15. Jain NB, Ayers GD, Peterson EN, et al. Traumatic spinal cord injury in the United States, 1993-2012. JAMA 2015;313(22):2236–2243.

16. University of Alabama. National Spinal Cord Injury Statistical Center, facts and figures at a glance 2019. Available at:https://www.nscisc.uab.edu/Public/Facts %20 and%20Figures%202019%20-%20Final.pdf.

17. DeVivo MJ, Chen Y. Trends in new injuries, prevalent cases, and aging with spinal

cord injury. Arch Phys Med Rehabil 2011;92(3):332–338.

18. Aarabi B, Hadley MN, Dhall SS, et al. Management of acute traumatic central cord syndrome (ATCCS). Neurosurgery 2013;72(suppl_3):195–204.

19. Taylor AR. The mechanism of injury to the spinal cord in the neck without damage to vertebral column. J Bone Joint Surg Br 1951;33-B(4):543–547.

20. Levi AD, Tator CH, Bunge RP. Clinical syndromes associated with disproportionate weakness of the upper versus the lower extremities after cervical spinal cord injury. Neurosurgery 1996;38(1):179–183 [discussion 183–185].

21. Jimenez O, Marcillo A, Levi AD. A histopathological analysis of the human cervical spinal cord in patients with acute traumatic central cord syndrome. Spinal Cord 2000;38(9):532–537.

22. Bunge RP, Puckett WR, Becerra JL, et al. Observations on the pathology of human spinal cord injury. A review and classification of 22 new cases with details from a case of chronic cord compression with extensive focal demyelination. Adv Neurol 1993;59:75–89.

23. Zheng C, Yu Q, Shan X, et al. Early surgical decompression ameliorates dysfunction of spinal motor neuron in patients with acute traumatic central cord syndrome: an ambispective cohort analysis. Spine 2020;45(14):E829–838.

24. Wallace MC, Tator CH, Frazee P. Relationship between posttraumatic ischemia and hemorrhage in the injured rat spinal cord as shown by colloidal carbon angiography. Neurosurgery 1986;18(4):433–439.

25. Divi SN, Schroeder GD, Mangan JJ, et al. Management of acute traumatic central cord syndrome: a narrative review. Glob Spine J 2019;9(1 Suppl): 89S–97S.

26. Shrosbree RD. Acute central cervical spinal cord syndrome: aetiology, age incidence and relationship to the orthopaedic injury. Paraplegia 1977;14(4):251–258.

27. Ishida Y, Tominaga T. Predictors of neurologic recovery in acute central cervical cord injury with only upper extremity impairment. Spine (Phila Pa 1976) 2002;27(15):1652–1658 [discussion 1658].

28. Pollard ME, Apple DF. Factors associated with improved neurologic outcomes in patients with incomplete tetraplegia. Spine (Phila Pa 1976) 2003;28(1):33–39.

29. Schneider RC. A syndrome in acute cervical spine injuries for which early operation is indicated. J Neurosurg 1951;8(4):360–367.

30. Brodell DW, Jain A, Elfar JC, et al. National trends in the management of central cord syndrome: an analysis of 16,134 patients. Spine J 2015;15(3):435–442.

31. Yoshihara H, Yoneoka D. Trends in the treatment for traumatic central cord syndrome without bone injury in the United States from 2000 to 2009. J Trauma Acute Care Surg 2013;75(3):453–458.

32. Chen TY, Dickman CA, Eleraky M, et al. The role of decompression for acute incomplete cervical spinal cord injury in cervical spondylosis. Spine 1998;23(22):2398–2403.

33. Chen L, Yang H, Yang T, et al. Effectiveness of surgical treatment for traumatic central cord syndrome. J Neurosurg Spine 2009;10(1):3–8.

34. Chen TY, Lee ST, Lui TN, et al. Efficacy of surgical treatment in traumatic central cord syndrome. Surg Neurol 1997;48(5):435–440 [discussion 441].

35. Dvorak MF, Fisher CG, Hoekema J, et al. Factors predicting motor recovery and functional outcome after traumatic central cord syndrome: a long-term follow-up. Spine (Phila Pa 1976) 2005;30(20):2303–2311.

36. Uribe J, Green BA, Vanni S, et al. Acute traumatic central cord syndrome: experience using surgical decompression with open-door expansile cervical laminoplasty. Surg Neurol 2005;63(6):505–510 [discussion 510].

37. Kepler CK, Kong C, Schroeder GD, et al. Early outcome and predictors of early outcome in patients treated surgically for central cord syndrome. J Neurosurg Spine 2015;23(4):490–494.

38. Koyanagi I, Iwasaki Y, Hida K, et al. Acute cervical cord injury without fracture or dislocation of the spinal column. J Neurosurg 2000;93(1 Suppl):15–20.

39. Stevens EA, Marsh R, Wilson JA, et al. A review of surgical intervention in the setting of traumatic central cord syndrome. Spine J 2010;10(10):874–880.

40. Guest J, Eleraky MA, Apostolides PJ, et al. Traumatic central cord syndrome: results of surgical management. J Neurosurg 2002;97(1 Suppl):25–32.

41. Song J, Mizuno J, Nakagawa H, et al. Surgery for acute subaxial traumatic central cord

syndrome without fracture or dislocation. J Clin Neurosci 2005;12(4):438–443.

42. Lenehan B, Fisher CG, Vaccaro A, et al. The urgency of surgical decompression in acute central cord injuries with spondylosis and without instability. Spine (Phila Pa 1976) 2010;35(21 Suppl):S180–186.

43. Aarabi B, Alexander M, Mirvis SE, et al. Predictors of outcome in acute traumatic central cord syndrome due to spinal stenosis. J Neurosurg Spine 2011;14(1):122–130.

44. Mathkour M, Werner C, Riffle J, et al. Reperfusion "white cord" syndrome in cervical spondylotic myelopathy: does mean arterial pressure goal make a difference? Additional case and literature review. World Neurosurg 2020;137:194–199.

45. Seichi A, Takeshita K, Kawaguchi H, et al. Postoperative expansion of intramedullary high-intensity areas on T2-weighted magnetic resonance imaging after cervical laminoplasty. Spine (Phila Pa 1976) 2004;29(13):1478–1482 [discussion 1482].

46. Fehlings MG, Tetreault LA, Wilson JR, et al. A clinical practice guideline for the management of patients with acute spinal cord injury and central cord syndrome: recommendations on the timing ( 24 hours versus > 24 hours) of decompressive surgery. Glob Spine J 2017;7(3_suppl):195S–202S.

47. Yelamarthy PKK, Chhabra HS, Vaccaro A, et al. Management and prognosis of acute traumatic cervical central cord syndrome: systematic review and Spinal Cord Society-Spine Trauma Study Group position statement. Eur Spine J 2019;28(10):2390–2407.

48. Tator CH. Clinical manifestations of acute spinal cord injury. In Benzel EC and Tator CH-Contemporary Management of Spinal Cord Injury, Neurosurgical Topics 1995. pp 15–26.

# 第二部分　新兴疗法

# 第七章　急性、重型创伤性脊髓损伤

## 损伤区监测和硬膜扩大成形术

萨米拉·萨阿敦，博士；马里奥斯·C.帕帕佐普洛斯，医学博士，FRCS（SN）

### 关键词

- 血压，重症监护，减压，硬膜成形术，椎管内压，微透析，脊髓损伤，脊髓灌注压

## 第一节　引　言

本综述重点关注两种有前景的针对急性、重型创伤性脊髓损伤（SCI）的治疗方案：损伤区监测和硬膜扩大成形术。针对 SCI 的损伤区监测类似于创伤性脑损伤（TBI）损伤区监测。本文将讨论我们对于 SCI 病程发展转归的理解，并介绍通过监测受损脊髓而发现的一些新理念。我们应用这些理念来解答相关的治疗问题，重点介绍新的治疗方法，即硬膜扩大成形术。

## 第二节　历　史

在埃德温·史密斯（Edwin Smith）纸莎草文稿中（公元前 3000 年），我们发现了古埃及人主张对出现了肢体瘫痪的 SCI 患者进行保守治疗，因为这些患者的结局通常是死亡[1]。希波克拉底（公元前 460—370 年）尝试使用器械牵引复位脊柱骨折[2]，而保罗·爱吉那（Paul of Aegena，公元 626—690 年）则采用了椎板切除术，他使用乙醇（酒清）洗伤口并使用敷料压迫以控制出血[3]。19 世纪，

伦敦外科医生阿斯特利·库珀（Astley Cooper）对 SCI 患者施行减压术[4]。他经常在未告知患者的情况下进行手术；他的许多患者因为感到恐惧而拒绝手术，但库珀认为外科医生有责任"完成这项工作"。这种手术令人沮丧的结果促使 19 世纪苏格兰外科医生 / 神经科医生查尔斯·贝尔（Charles Bell）提出，脊髓的损伤均发生在受伤时，解除损伤后的脊髓压迫无关紧要，他认为手术减压既危险又无用[4]。贝尔发现 SCI 后的死亡原因是由尿潴留导致的肾损伤和败血症。这是 SCI 治疗的一个主要里程碑，贝尔的观点得到了广泛认可。波士顿的唐纳德·芒罗（Donald Munro，1889—1973）不仅强调了管理尿潴留的重要性，同时还强调了预防应激性溃疡、治疗肺部感染和对患者制动以减少畸形发生的重要性[4,5]。路德维格·格特曼（Ludwig Guttman，1899—1980）在英国 Stoke Mandeville 医院工作期间，制定了以下指南：患者应在专科病房单元接受照护，由专科医生密切关注，实施多系统的连续监测并进行详细记录，提供适当的出院后护理，包括康复和再就业培训，均在公共卫生服务的管辖范围内，并在养老金保障部门和雇主的配合下提供[4,5]。格特曼强调了激励患者的重要性，并创立了残疾人奥运会。在 20 世纪中期至 20 世纪末，他的综合治疗模式成为 SCI 治疗的主流模式，将重点从外科手术重新放在心理康复和延长寿命上。然而，在过去 40 年间，通过急性期减压手术来减少继发性损伤的治疗策略再次被广泛应用[6-8]，但早期减压手术对神经系统功能结局的影响仍然难以量化分析。

# 第三节　创伤性脑损伤治疗的经验教训

由于大脑和脊髓组织的细胞类型相同，因此，SCI 的病理机制应该与 TBI 相同。TBI 的有创监测技术已经发展到可以量化评估颅内压（ICP）、脑灌注压（CPP）和自身调节[9,10]。CPP 是调控大脑供血的压力。无论 CPP 高低，人的自身调节均可保证稳定的脑灌注血流（CBF）。在正常状态下，它可提供持续的氧和大脑的主要能量来源葡萄糖。

TBI 后，脑组织肿胀，但体积增大过程受到了不可扩张的硬脑膜和颅骨限制。最初，代偿机制［颅内静脉容量和脑脊液（CSF）减少］可抵消 ICP 升高。随着代偿机制逐渐到达极限，自身调节失效，ICP 升高，CPP 下降（Monro-Kellie 定律）。因此，CBF 降低，导致脑组织氧分压（$PbtO_2$）和葡萄糖下降。

对于重型创伤性脑损伤患者，使用脑实质内压力探头监测 ICP，并通过留置动脉导管获得平均动脉压（MAP）。据此，可计算 CPP（CPP＝MAP－ICP）[11]。可以使用微透析（MD）导管[12]和组织氧含量检测电极分别监测组织代谢物和 $PbtO_2$[11]。可将这些技术和理念应用于 SCI 治疗，以脊髓灌注压（SCPP）替代 CPP，椎管内压（ISP）替代 ICP，和脊髓组织氧分压（$PsctO_2$）替代 $PbtO_2$。

# 第四节　脊髓损伤区监测

## 一、椎管内压

重型 SCI 后，可通过手术在损伤部位植入髓外硬膜下压力传感器，监测椎管内压（ISP）（图 7-1）[13-15]。ISP 信号具有以下特点：①在损伤部位，硬膜下 ISP 与实质内 ISP 相当；②正常 ISP 与 ICP 相似，具有 3 个峰值（P1 冲击波、P2 潮汐波、P3 重搏波）和类似的傅里叶变换（显著的心脏/呼吸成分）；③损伤区的 ISP 高于损伤区以上或以下部位的 ISP；④随着 ISP 的升高，ISP 波幅也升高，P2 高于 P1 或 P3。

这些 ISP 特征支持以下推测，即在损伤区，脊髓发生中心性膨胀，最初挤占周围脑脊液，最终挤压硬膜。SCI 后的硬膜下的脊髓肿胀在 MRI 影像上也很明显[16]，并且产生了 4 个可以定义的间隔：①硬膜下损伤区上方；②硬膜外；③损伤区；④硬膜下损伤区下方（图 7-2）[17]。这就解释了为什么无法通过监测腰穿 CSF 压力而可靠地确定 ISP，以及为什么脑脊液引流不能有效降低 ISP[18]。ISP 信号的波动特征包含损伤区的"隐藏信息"，可通过可视化图分析[19]和非线性动态信号分析[20]予以揭示。

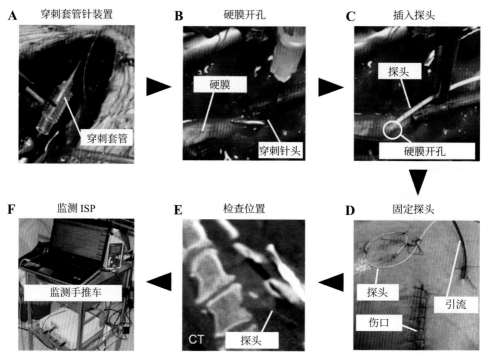

图 7-1　监测探头放置。（A）穿刺套管将压力探头穿过皮肤送入伤口内；（B）在损伤下方 1 个节段，利用 90°弯针针头穿过硬膜；（C）通过硬膜开孔处插入压力探头；（D）闭合切口，将探头固定在皮肤上；（E）CT 扫描检查探头位置；（F）将监测手推车放置在 ICU 病床后面，手推车上携带笔记本电脑、ICP 盒和监测系统。［来自 Werndle MC, Saadoun S, Phang I et al. Monitoring of spinal cord perfusion pressure in acute spinal cord injury: initial findings of the injured spinal cord pressure evaluation study. Crit Care Med 2014;42(3):646-55; 经许可］

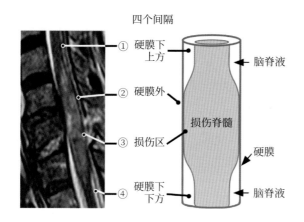

图 7-2　SCI 后的间隔分区。SCI 后形成的 4 个间隔的 MRI（左）和示意图（右）。①硬膜下损伤区上方；②硬膜外；③硬膜下损伤区（脊髓受到硬膜压迫）；④硬膜下损伤区下方。［改编自 Papadopoulos MC.Intrathecal Pressure After Spinal Cord Injury. Neurosurgery 2015;77(3):E500; 经许可］

## 二、椎管内压监测构成的风险

基于一组 42 例的美国脊髓损伤协会损伤量表（AIS）A 至 C 级（表 7-1）[21] 的 SCI 患者病例系列，ISP 监测最常见的并发症均与 CSF 相关，可自行缓解，或可通过添加伤口缝合来进行处理。未有神经系统的不良事件报告。

表 7-1　损伤部位椎管内压监测所构成的风险

| 并发症 | 患者 | | 备注 |
| --- | --- | --- | --- |
| | 例数 | % | |
| 脑脊液漏 | 3/42 | 7 | 通过伤口再缝合予以解决 |
| 伤口感染或破裂 | 0/42 | 0 | |
| 脊膜炎（脓毒症） | 0/42 | 0 | |
| 假性脊膜膨出 | 8/42 | 19 | 所有事件均于第 6 个月进行 MRI 检查时消退 |
| 探头移位 | 1/42 | 2 | |
| 神经功能恶化 | 0/42 | 0 | |
| 血肿 | 0/42 | 0 | |

有关并发症的进一步讨论，请参见参考文献[21]。

## 三、脊髓灌注压

SCPP 是监测损伤部位脊髓灌注状况的更准确方法，而不是根据 MAP 进行推断。这种推荐类似于在 TBI 中使用 CPP 而不是 MAP 评估脑灌注。由于 ISP 测量为有创性，需要手术植入（包括硬膜切开术），因此，MAP 被广泛用于治疗 SCI 患者。有尝试通过腰池引流管监测 ISP[22,23]。尽管腰池引流管的放置在技术上与在损伤区放置 ISP 探头相比更为简单，但在 SCI 中，腰椎 CSF 压力与 ISP 不同，因为受损的脊髓受到了硬膜的压迫[18]。理想情况下，现行指南[24] 中的"SCI 后将 MAP 维持在 85~90 mmHg 并保持 7 天"应将 MAP 替换为 SCPP，这会更好地反映脊髓肿胀程度和损伤区局部（而非全身）灌注状况。根据公式 SCPP = MAP–ISP 可以推知，可以通过调整增强心肌收缩力药物来增高 MAP，从而增高 SCPP[13]。

## 四、对伤口护理的影响

对于脊髓肿胀受到硬膜挤压的 SCI 患者，椎板切除术后，外力可更容易传递至脊髓。伤口外部的压迫可导致脊髓内压力增高，造成 ISP 的潜在灾难性升高和 SCPP 下降（图 7-3）[13,21]。在伤口的任一侧放置纱布垫，或在棒 – 椎弓根螺钉结构中加入横连，可防止外力压迫受损的脊髓。

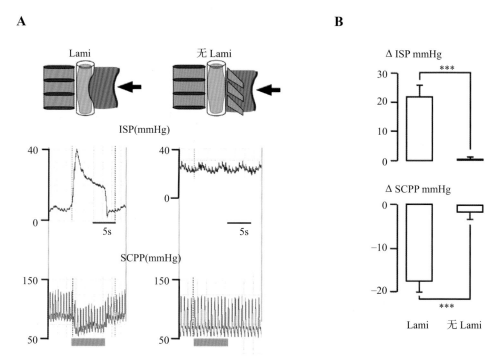

图 7-3　伤口压迫对 ISP 和 SCPP 的影响。（A）在（左）椎板切除（Lami）和（右）非椎板切除（无 Lami）患者中压迫皮肤切口，具有相应的 ISP 和 SCPP 变化轨迹；（B）伤口压迫造成的 ΔISP 和 ΔSCPP 变化（椎板切除 $n = 10$，非椎板切除 $n = 7$）。平均值 ± 标准误差，***$P < 0.001$。[ 改编自 Werndle MC, Saadoun S, Phang I et al. Monitoring of spinal cord perfusion pressure in acute spinal cord injury: initial findings of the injured spinal cord pressure evaluation study*. Crit Care Med 2014;42(3):64655; 经许可 ]

# 第五节 优化脊髓灌注

脊髓组织遵守 Monro-Kellie 定律，其压力 – 体积变化关系类似于脑组织 [15]，肿胀的脊髓受到非弹性硬膜压迫的后果是，随着组织膨胀，代偿储备逐渐耗尽和自身调节功能丧失。脊髓损伤越严重，自身调节紊乱越显著。在 TBI 中，可使用压力反应性指数 PRx（ISP 和 MAP 之间的运行相关系数）量化自身调节；我们相应的 SCI 参数称为脊髓 PRx（sPRx）。sPRx ≤ 0 表示自身调节功能完好，sPRx > 0 表示自身调节功能紊乱 [13,25]。sPRx 随着 ISP 的增高而升高，也即，随着脊髓膨胀，自身调节功能丧失 [13]。sPRx 与 SCPP 之间的变化关系为 U 形（图 7-4A）；理想目标为获得优化自主调节的 SCPP，称为 $SCPP_{opt}$。因此，利用监测和分析 sPRx-SCPP 曲线，可确定 $SCPP_{opt}$，通常为 80~90 mmHg。

## 一、脊髓过度灌注可能有害

随着 SCPP 降低至 $SCPP_{opt}$ 以下，由于脊髓缺血导致自身调节功能紊乱。有趣的是，随着 SCPP 增高并超过 $SCPP_{opt}$，自身调节功能也将受损，这表明脊髓过度灌注同样有害 [13]。尚不清楚过度灌注损害脊髓功能的机制，但其可能性包括以下几点。

1. 窃血现象。过度灌注增加了整体脊髓血流量（SCBF），但存在异质性：灌注良好区域灌注更多，而灌注不足区域灌注仍然较少 [26]。

2. 脊髓水肿。过度灌注可能会加重损伤部位的脊髓水肿。

3. 脊髓出血。过度灌注可能导致损伤脊髓出血。

## 二、个体化管理

图 7-4B 显示了 2 例患者的 sPRx-SCPP 曲线（非图 7-4A 中的汇总患者数据）。有趣的是，$SCPP_{opt}$ 在不同患者之间差异很大（图 7-4C）[27]，故而引出了基于 $SCPP_{opt}$ 的个体化管理概念。$SCPP_{opt}$ 可能会受到不同患者之间的几个变化因素的

影响，包括脊髓和血管损伤的程度、基础性疾病（高血压、吸烟、糖尿病）和损伤平面（因为一些部位需要较其他部位更低的 SCBF）。个体化 SCPP$_{opt}$ 的概念可以进一步完善[27]。首先，可能存在具有完整自身调节功能的一个生理 SCPP 的范围，即 SCPP$_{opt}$ 是一个范围，而不是单个值。其次，患者的 SCPP$_{opt}$ 可能随时间发生变化。后者支持每分钟计算和更新的持续 SCPP$_{opt}$ 监测（图 7-4D）。

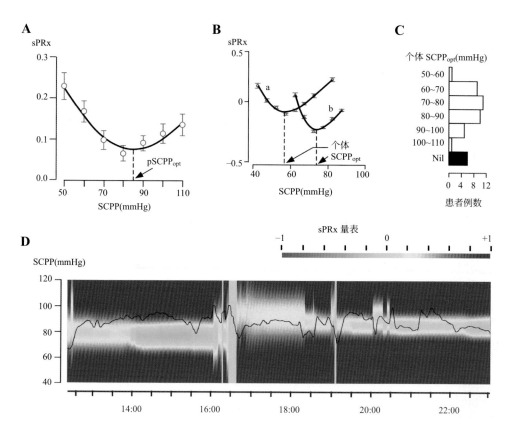

图 7-4 SCPP$_{opt}$ 概念。（A）使用 45 例患者的汇总数据绘制 sPRx-SCPP 曲线。虚线表示合并的 SCPP$_{opt}$；（B）2 例患者的 sPRx-SCPP 曲线（a，b）。虚线表示整个监测期间计算的每例患者的 SCPP$_{opt}$；（C）45 例患者的个体 SCPP$_{opt}$ 值。Nil：SCPP$_{opt}$ 不可计算。平均值 ± 标准误差；（D）连续 SCPP-时间曲线。sPRx 区域：红色（自身调节功能丧失）、绿色（保留自身调节功能）和黄色（从保留自身调节功能转换为自身调节功能受损）。实线为实际的 SCPP。［改编自 Chen S, Smielewski P, Czosnyka M et al. Continuous Monitoring and Visualization of Optimum Spinal Cord Perfusion Pressure in Patients with Acute Cord Injury. J Neurotrauma 2017;34(21):2941–9; 经许可］

# 第六节　微透析监测

除有创 ISP 监测外，还可在硬膜内放置其他探头，以监测脊髓组织中的氧分压（PsctO$_2$）并通过微透析（MD）[28] 对间质液进行采样分析（图 7-5）。放置在器官（猪心脏 [29]、肝脏 [30]、食管 [31] 和小肠）表面的 MD 导管可提供与脑实质内导管相似的读数 [32]。因此，我们选择将 MD 导管放置在受损脊髓表面、硬膜和蛛网膜下方 [28]。

MD 导管在损伤部位检测到的代谢变化与损伤严重程度、SCPP 和损伤部位代谢相关 [28,33]。插入 2 根 MD 导管，一根位于损伤部位，另一根位于损伤部位下方，可提供明显不同的代谢特征；当然，远端导管显示出较之损伤部位导管更为正常的代谢 [17,28,33]。这些研究表明，开展损伤部位的 MD 监测是可行的，并且可提供有关适合进行干预的损伤代谢的重要信息。

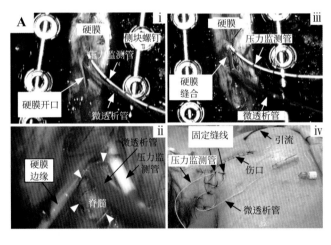
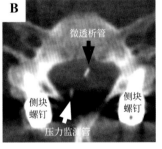

图 7-5　损伤部位的 MD 监测。（A）ⅰ. 在硬膜和蛛网膜下插入 ISP 探头和 MD 导管。ⅱ. 硬膜植入部位的放大视图，箭头显示蛛网膜。ⅲ. 缝合硬膜进入部位。ⅳ. 手术结束时，颈椎 SCI 患者处于俯卧位；（B）颈椎术后 CT 扫描。［改编自 Phang I, Zoumprouli A, Papadopoulos MC et al. Microdialysis to Optimize Cord Perfusion and Drug Delivery in Spinal Cord Injury. Ann Neurol 2016;80(4):522–31; 经许可］

下文将说明 MD 的功能。

1. 发热。大多数 SCI 患者在受伤后早期即出现发热[17]。从 44 例 SCI 患者的 759 h MD 监测中获得的数据显示，发热与损伤部位的代谢应激相关[17]。利用 SCI 后最初 2 周内的发热负荷情况，可预测 AIS 分级改善，是独立预测因素，在不同治疗中心的 2 个 SCI 患者队列中对此进行了验证。因此，针对消除发热可改善神经系统结局的假设，值得开展进一步研究。

2. 低温。我们使用 MD 监测来确定 5 例急性、重度胸部 SCI 患者中的局部低温对损伤脊髓的影响[34]。低温改变了损伤部位代谢［组织葡萄糖、乳酸盐、乳酸盐 / 丙酮酸盐比值（LPR）、谷氨酸盐升高，三酰甘油降低］并减轻了脊髓炎症［组织白细胞介素（IL）-1β、IL-8、单核细胞趋化蛋白（MCP）、巨噬细胞炎性蛋白（MIP）1α、MIP1β 减少］。与预低温基线相比，复温后脊髓生理（ISP 增高，SCPP 降低）、代谢（乳酸盐、LPR 升高，葡萄糖、三酰甘油降低）和炎症（IL-1β、IL-8、IL-4、IL-10、MCP、MIP1α 升高）显著恶化。我们得出结论，SCI 后，低温可能通过减轻脊髓炎症而对患者有益，但是，复温由于脊髓肿胀、缺血和炎症加剧，因而是有害的。

3. 药物治疗。我们对 3 例 SCI 患者静脉推注地塞米松，并监测其在血清和损伤部位微透析液中的浓度。SCPP 增高约 10 mmHg，使得地塞米松进入损伤脊髓的浓度增高约 3 倍，表明 MD 和 SCPP 在优化药物递送至损伤部位方面均发挥了作用[28]。

4. 临床试验。上述结果表明，来自损伤部位的 ISP 和 MD 监测可能有助于开展检查低温 / 复温[34]和神经保护药物的随机对照试验（RCT）[28]。需要首先确定使低温 / 复温对脊髓代谢和炎症获益最大化、不良反应最小化的条件，例如，通过减慢复温速度，并优化损伤部位的药物渗透。这种监测不属于在 TBI 中评价体温过低 / 复温的 NABIS Ⅱ[35]、Cool Kids[36] 或 EuroTherm[37] 项目，或国家急性脊髓损伤研究[38] 在 SCI 中评价甲泼尼龙疗效的部分。

# 第七节　损伤部位监测和结局

尽管需要 RCT 来证实在脊髓损伤区开展监测可改善结局，但是，越来越多的证据表明，ISP 和 SCPP 导向管理可能是有益的。

1. 相关性。在 45 例 AIS A 至 C 级的 SCI 患者中，入院时的平均 ISP 和平均 SCPP 与长期神经功能改善之间存在很强的相关性[39]。AIS C 级 SCI 患者在受伤后第一周内，ISP 和 SCPP 波动与肢体运动评分变化之间表现出强相关性[13,39]。

2. 增高 SCPP 的干预措施。一些患者的 SCPP 增高可改善损伤区或下方的运动诱发反应幅度[13]、肢体运动评分[13]、感觉水平[40] 和排尿功能（文章正在撰写中）。

3. 因果关系分析。在医学中因果关系的建立应基于综合的证据支撑，包括强相关性、生物学机制、结果的一致性、时序性和剂量 – 疗效关系[41]。克莱夫·格兰杰（Clive Granger）根据原因先于结果并有助于预测结果的原则，制定了因果关系的数学定义[42]。为了验证升高 SCPP 可改善肢体运动评分的假设，我们分别研究了 SCPP 随时间的变化，以及肢体运动评分随时间的变化。我们首先使用早期肢体运动评分来预测远期的肢体运动评分。然后，我们使用早期肢体运动评分再加上早期 SCPP 值来预测远期的肢体运动评分。如果纳入早期 SCPP 值与单独使用早期肢体运动评分相比可改善对远期肢体运动评分的预测，那么，SCPP 值将影响肢体运动评分。19 例 AIS C 级 SCI 患者应用 Granger 分析揭示了 ISP、SCPP、LPR 和肢体运动评分之间的因果关系，总结见图 7-6[43]。

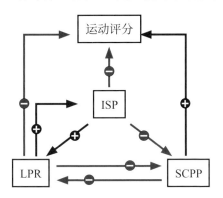

图 7-6　SCI 中的 Granger 因果关系。每个箭头均表示信息流的方向，即因果影响。"+"或"–"表示变量之间的相关性。有关因果关系分析的更多详细信息，请参见参考文献[43]

# 第八节　硬膜扩大成形术

## 一、降低椎管内压可能是有益的

在 SCI 后升高 SCPP（通过使用正性肌力药增高 MAP）的一种替代方法是降低 ISP，它可能带来同等或甚至更多的获益。

1. 增高 SCPP。由于 SCPP = MAP − ISP，降低 ISP 会增高 SCPP。

2. 减少正性肌力药需求。降低 ISP 意味着较低的 MAP 即可实现相同的 SCPP，从而减少正性肌力药需求。正性肌力药在 SCI 中可引发心源性并发症，尤其是在 60 岁以上的患者中[44,45]。

3. 重症监护室（ICU）住院时间缩短。在一项包含 65 例 SCI 患者的 MRI 研究中，硬膜脊髓压迫缓慢消退（$t_{1/2}$ ~9 天）[16]，也就是说，在未出现 ISP 下降的情况下，SCI 患者需要延长 ICU 住院时间以维持良好的 SCPP。因此，降低 ISP 可缩短 ICU 住院时间。

4. 高 ISP 可能有害。ISP 越高，脊髓自身调节功能受损就越严重[13,15]，理论上血管破裂和脑实质内出血的风险就越高。

降低动脉 $CO_2$ 分压或静脉输注甘露醇，均可降低 TBI 中的 ICP，但对 SCI 中的 ISP 并无影响[13]；目前已知只有硬膜扩大成形术可降低 ISP[46]。

## 二、硬膜扩大成形术

硬膜成形术涉及纵向打开背侧硬膜，并将人工硬膜的椭圆形补片缝合到硬膜边缘上（图 7-7），目的是增大脊髓损伤区周围的空间，以降低 ISP 并增强脊髓灌注。多项证据表明，SCI 后实施硬膜扩大成形术可能是有益的。

1. 探索性研究。我们评估了硬膜成形术对 SCI 后 ISP 和 SCPP 的影响[46]。与行骨性减压的 11 例患者相比，10 例行骨性减压 + 硬膜减压使得 ISP 降低 ~10 mmHg，SCPP 增高 ~15 mmHg。受损的脊髓膨胀并进入硬膜成形术所产生的额外的硬膜下空间内。另一项研究也报告了 SCI 后实施的硬膜成形术带来的有益

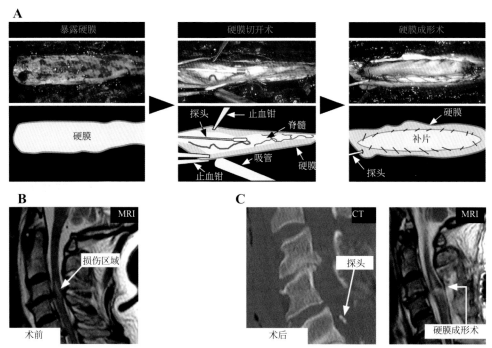

图 7-7 硬膜扩大成形术治疗 SCI。（A）（左）椎板切除术后的硬膜暴露。（中）用止血钳保持硬膜切口开放，显示脊髓损伤和 ISP 探头。（右）缝合硬膜补片；（B）术前 T2 MRI 显示 SCI 部位的高强度信号；（C）术后显示 ISP 探头的 CT（左）和显示硬膜成形术的 T2 MRI（右）。[ 改编自 Phang I, Werndle MC, Saadoun S et al. Expansion duraplasty improves intraspinal pressure, spinal cord perfusion pressure, and vascular pressure reactivity index inpatients with traumatic spinal cord injury: injured spinal cord pressure evaluation study. J Neurotrauma 2015;32(12):865-74; 经许可 ]

作用 [47]。该术式的原理类似于创伤肢体发生骨筋膜室综合征之后的筋膜切开术。

2. ISP 监测。我们对损伤区监测研究中的一个关键发现是，即使在实施前 – 后方骨性减压之后，ISP 仍然较高，SCPP 较低 [13,48]，因此表明硬膜是造成持续脊髓压迫的一个原因。

3. MRI 扫描。在 65 例无骨性压迫的 SCI 患者中，MRI 检查显示硬膜下空间受限，因为受损脊髓周围 CSF 信号中断 [16]。脊髓肿胀并受到硬膜压迫的程度与 AIS 等级增高相关。

4. 动物研究。在多项啮齿类动物 [49-54] 和犬 [55] SCI 研究中，通过硬膜成形术，或敲除星形胶质细胞水通道蛋白-4，可限制脊髓水肿，降低 ISP，改善结局。

5. 与 TBI 类似。硬膜是非弹性的[56]。目前公认硬脑膜限制了脑膨胀；TBI 的减压是基于消除骨瓣和硬脑膜的限制，在 RESCUEicp RCT 中显示出死亡率降低[57]。我们主张在 SCI 后实施硬膜扩大成形术也类似于在 TBI 后实施的去骨瓣减压术。

6. 脊髓空洞症。早期硬膜成形术的另一个潜在获益可能是预防迟发性脊髓空洞症[58]。瘢痕形成使得损伤的脊髓与硬膜发生粘连，以致形成脊髓空洞症，这将导致迟发性神经功能恶化[59]。在啮齿动物 SCI 模型中，早期硬膜成形术减少了脊髓炎症和瘢痕形成，导致脊髓空洞症受累范围缩小[50]。

## 三、硬膜扩大成形术构成的风险

在两组急性 SCI 患者中报告了硬膜扩大成形术，未造成严重并发症或死亡[46,47]。同时针对 Chiari 畸形开展了硬膜成形术，对颅颈交界区进行减压。最常见的并发症与 CSF 相关（表 7-2）。伤口感染的发生率非常低（＜ 1%），并且很容易采用抗生素控制。脓毒症性脊膜炎罕见。

表 7-2　脊髓损伤后行硬膜扩大成形术的并发症

| 并发症 | 患者 | | 备注 |
| --- | --- | --- | --- |
| | 例数 | % | |
| 脑脊液漏 | 4/26 | 10 | 通过腰池引流成功治疗 |
| 伤口感染 | 0/26 | 0 | |
| 脊膜炎（脓毒症） | 0/26 | 0 | |
| 假性脊膜膨出 | 5/26 | 19 | 所有事件均于第 6 个月进行 MRI 检查时消退 |

有关并发症的进一步讨论，请参见参考文献[46,47]。

## 四、降低硬膜成形术的风险

外科技术上的多个细节可最大程度降低 SCI 硬膜成形术后的感染、CSF 漏和假性脊膜膨出的风险。

1. 运用连续缝合将硬膜补片固定到患者的硬膜上。

2. 避免使用纤维蛋白胶，它可膨胀并导致脊髓压迫。

3. 运用连续锁边缝合进行筋膜和皮肤对合，提供 2 层水密闭合。

4. 在探头周围进行荷包缝合，使得皮肤紧贴探头。

5. 在切口上应用防水薄膜敷料（例如，Ioban）并保持 1 周。

6. 术后使用抗生素预防感染。

7. 将切口引流管"在重力作用下"放置 1 周。

8. 让颈椎 SCI 患者以 45° 直立位接受护理，持续 1 周，以降低颈段脑脊液压力。

### 五、针对硬膜扩大成形术治疗脊髓损伤的随机对照试验

计划开展一项名为 DISCUS（硬膜成形术治疗失控肿胀的颈段脊髓损伤）的 RCT，以评估在 AIS A 至 C 级颈椎 SCI 患者中，与单纯骨性减压相比，硬膜扩大成形术 + 骨性减压是否可改善结局。此项试验于 2021 年开始招募，目标是将 222 例患者以 1∶1 的比例随机分配至每个试验组，主要结局是第 6 个月时与基线相比运动评分的变化。估算的样本量在试验组第 6 个月时肢体运动总评分至少改善 11 分的目标下可提供 85% 的把握度和 5% 的显著性（双侧），允许 15% 的患者失访。DISCUS 包括脊髓损伤区 ISP ± MD 监测，作为可选的补充研究。

## 第九节　总　结

针对 SCI 患者的损伤区进行有创监测是可行的。可以收集各种可能有助于指导治疗的数据。一个重要发现是 SCI 后，脊髓肿胀受到硬膜限制，导致椎管内压增高和脊髓灌注压减少。正在规划一项名为 DISCUS 的 RCT，以评价将硬膜扩大成形术作为 SCI 的新的治疗方式。损伤区的有创监测也是 DISCUS 试验的补充研究内容。

## 临床治疗要点

- 损伤部位的 ISP 监测可用于指导 SCI 后的管理，类似于脑损伤后的 ICP 监测。

- 优化 SCPP 较控制目标血压更有意义，因为 SCPP 是 ISP 的来源。

- 监测研究表明，受损脊髓肿胀并受到硬膜的压迫，导致损伤部位出现间隔室。

- 根据肿胀、受损脊髓受到硬膜压迫的观察结果，正在规划一项名为 DISCUS 的随机试验，以评估将硬膜扩大成形术作为一种新型治疗方法。

### 致谢

作者感谢生命之翼脊髓研究基金会（Wings for Life Spinal Cord Research Foundation）和神经科学研究基金会（Neurosciences Research Foundation）资助了我们的脊髓损伤研究。作者还感谢英国疗效与机制评价（EME）项目 [ 系医学研究委员会（MRC）和美国国立卫生研究院（NIHR）的合作项目 ] 为 DISCUS 试验提供资金（NIHR130048）。本文中表达的观点均为作者的观点，不一定代表MRC、NIHR 或卫生和社会保健部的观点。

### 披露

作者并无任何需要披露的内容。

# 参考文献

1. Hughes JT. The Edwin Smith Surgical Papyrus: an analysis of the first case reports of spinal cord injuries. Paraplegia 1988;26(2):71–82.

2. Marketos SG, Skiadas P. Hippocrates. The father of spine surgery. Spine (Phila Pa

1976) 1999;24(13):1381–1387.

3. Markatos K, Korres D, Kaseta MK, et al. Paul of aegina (625-690): his work and his contribution to neurologic surgery: trephinations and laminectomies in the dark ages. World Neurosurg 2018;109: 338–341.

4. Donovan WH. Operative and nonoperative management of spinal cord injury. A review. Paraplegia 1994;32(6):375–388.

5. Weiner MF, Silver JR. The origins of the treatment of traumatic spinal injuries. Eur Neurol 2014;72(5–6):363–369.

6. van Middendorp JJ, Hosman AJ, Doi SA. The effects of the timing of spinal surgery after traumatic spinal cord injury: a systematic review and meta-analysis. J Neurotrauma 2013;30(21):1781–1794.

7. Fehlings MG, Vaccaro A, Wilson JR, et al. Early versus delayed decompression for traumatic cervical spinal cord injury: results of the Surgical Timing in Acute Spinal Cord Injury Study (STASCIS). PLoS One 2012;7(2):e32037.

8. Piazza M, Schuster J. Timing of surgery after spinal cord injury. Neurosurg Clin N Am 2017;28(1):31–39.

9. Stocchetti N, Carbonara M, Citerio G, et al. Severe traumatic brain injury: targeted management in the intensive care unit. Lancet Neurol 2017;16(6):452–464.

10. Donnelly J, Czosnyka M, Adams H, et al. Twentyfive years of intracranial pressure monitoring after severe traumatic brain injury: a retrospective, single-center analysis. Neurosurgery 2019;85(1): E75–82.

11. Chesnut R, Aguilera S, Buki A, et al. A management algorithm for adult patients with both brain oxygen and intracranial pressure monitoring: the Seattle International Severe Traumatic Brain Injury Consensus Conference (SIBICC). Intensive Care Med 2020;46(5):919–929.

12. Oddo M, Hutchinson PJ. Understanding and monitoring brain injury: the role of cerebral microdialysis. Intensive Care Med 2018;44(11):1945–1948.

13. Werndle MC, Saadoun S, Phang I, et al. Monitoring of spinal cord perfusion pressure in acute spinal cord injury: initial findings of the injured spinal cord pressure evaluation study*. Crit Care Med 2014;42(3):646–655.

14. Werndle MC, Saadoun S, Phang I, et al. Measurement of intraspinal pressure after spinal cord injury: technical note from the injured spinal cord pressure evaluation study. Acta Neurochir Suppl 2016;122:323–328.

15. Varsos GV, Werndle MC, Czosnyka ZH, et al. Intraspinal pressure and spinal cord perfusion pressure after spinal cord injury: an observational study. J Neurosurg Spine 2015;23(6):763–771.

16. Saadoun S, Werndle MC, Lopez de Heredia L, et al. The dura causes spinal cord compression after spinal cord injury. Br J Neurosurg 2016;30(5):582–584.

17. Gallagher MJ, Zoumprouli A, Phang I, et al. Markedly deranged injury site metabolism and impaired functional recovery in acute spinal cord injury patients with fever. Crit Care Med 2018;46(7):1150–1157.

18. Hogg FRA, Gallagher MJ, Kearney S, et al. Acute spinal cord injury: monitoring lumbar cerebrospinal fluid provides limited information about the injury site. J Neurotrauma 2020;37(9):1156–1164.

19. Chen S, Gallagher MJ, Hogg F, et al. Visibility graph analysis of intraspinal pressure signal predicts functional outcome in spinal cord injured patients. J Neurotrauma 2018;35(24):2947–2956.

20. Chen S, Gallagher MJ, Papadopoulos MC, et al. Non-linear dynamical analysis of intraspinal pressure signal predicts outcome after spinal cord injury. Front Neurol 2018;9:493.

21. Phang I, Zoumprouli A, Saadoun S, et al. Safety profile and probe placement accuracy of intraspinal pressure monitoring for traumatic spinal cord injury: Injured Spinal Cord Pressure Evaluation study. J Neurosurg Spine 2016;25(3):398–405.

22. Squair JW, Belanger LM, Tsang A, et al. Spinal cord perfusion pressure predicts neurologic recovery in acute spinal cord injury. Neurology 2017;89(16):1660–1667.

23. Kwon BK, Curt A, Belanger LM, et al. Intrathecal pressure monitoring and cerebrospinal fluid drainage in acute spinal cord injury: a prospective randomized trial. J Neurosurg Spine 2009;10(3):181–193.

24. Saadeh YS, Smith BW, Joseph JR, et al. The impact of blood pressure management after spinal cord injury: a systematic review of the literature. Neurosurg Focus

2017;43(5):E20.

25. Czosnyka M, Czosnyka Z, Smielewski P. Pressure reactivity index: journey through the past 20 years. Acta Neurochir (Wien) 2017;159(11):2063–2065.

26. Gallagher MJ, Hogg FRA, Zoumprouli A, et al. Spinal cord blood flow in patients with acute spinal cord injuries. J Neurotrauma 2019;36(6):919–929.

27. Chen S, Smielewski P, Czosnyka M, et al. Continuous monitoring and visualization of optimum spinal cord perfusion pressure in patients with acute cord injury. J Neurotrauma 2017;34(21):2941–2949.

28. Phang I, Zoumprouli A, Papadopoulos MC, et al. Microdialysis to optimize cord perfusion and drug delivery in spinal cord injury. Ann Neurol 2016;80(4):522–531.

29. Abrahamsson P, Aberg AM, Johansson G, et al. Detection of myocardial ischaemia using surface microdialysis on the beating heart. Clin Physiol Funct Imaging 2011;31(3):175–181.

30. Abrahamsson P, Aberg AM, Winso O, et al. Surface microdialysis sampling: a new approach described in a liver ischaemia model. Clin Physiol Funct Imaging 2012;32(2):99–105.

31. Akesson O, Falkenback D, Johansson G, et al. Surface microdialysis detects ischemia after esophageal resection-an experimental animal study. J Surg Res 2020;245:537–543.

32. Akesson O, Abrahamsson P, Johansson G, et al. Surface microdialysis on small bowel serosa in monitoring of ischemia. J Surg Res 2016;204(1):39–46.

33. Chen S, Phang I, Zoumprouli A, et al. Metabolic profile of injured human spinal cord determined using surface microdialysis. J Neurochem 2016;139(5):700–705.

34. Gallagher MJ, Hogg FRA, Kearney S, et al. Effects of local hypothermia-rewarming on physiology, metabolism and inflammation of acutely injured human spinal cord. Sci Rep 2020;10(1):8125–y.

35. Clifton GL, Valadka A, Zygun D, et al. Very early hypothermia induction in patients with severe brain injury (the National Acute Brain Injury Study: Hypothermia II): a randomised trial. Lancet Neurol 2011;10(2):131–139.

36. Adelson PD, Wisniewski SR, Beca J, et al. Comparison of hypothermia and

normothermia after severe traumatic brain injury in children (Cool Kids): a phase 3, randomised controlled trial. Lancet Neurol 2013;12(6):546–553.

37. Andrews PJ, Sinclair HL, Rodriguez A, et al. Hypothermia for intracranial hypertension after traumatic brain injury. N Engl J Med 2015;373(25):2403–2412.

38. Bracken MB, Shepard MJ, Collins WF, et al. A randomized, controlled trial of methylprednisolone or naloxone in the treatment of acute spinal-cord injury. Results of the Second National Acute Spinal Cord Injury Study. N Engl J Med 1990;322(20):1405–1411.

39. Saadoun S, Chen S, Papadopoulos MC. Intraspinal pressure and spinal cord perfusion pressure predict neurological outcome after traumatic spinal cord injury. J Neurol Neurosurg Psychiatry 2017;88(5):452–453.

40. Saadoun S, Papadopoulos MC. Spinal cord injury: is monitoring from the injury site the future? Crit Care 2016;20(1):308–313.

41. Hennekens CH, Ds D. Statistical association and causation: contributions of different types of evidence. JAMA 2011;305(11):1134–1135.

42. Seth AK, Barnett L. Granger causality analysis in neuroscience and neuroimaging. J Neurosci 2015;35(8):3293–3297.

43. Hogg FRA, Kearney S, Zoumprouli A, et al. Acute spinal cord injury: correlations and causal relations between intraspinal pressure, spinal cord perfusion pressure, lactate-to-pyruvate ratio, and limb power. Neurocrit Care 2020;34(1):121–129.

44. Inoue T, Manley GT, Patel N, et al. Medical and surgical management after spinal cord injury: vasopressor usage, early surgerys, and complications. J Neurotrauma 2014;31(3):284–291.

45. Readdy WJ, Whetstone WD, Ferguson AR, et al. Complications and outcomes of vasopressor usage in acute traumatic central cord syndrome. J Neurosurg Spine 2015;23(5):574–580.

46. Phang I, Werndle MC, Saadoun S, et al. Expansion duraplasty improves intraspinal pressure, spinal cord perfusion pressure, and vascular pressure reactivity index in patients with traumatic spinal cord injury: injured spinal cord pressure evaluation study. J Neurotrauma 2015;32(12):865–874.

47. Zhu F, Yao S, Ren Z, et al. Early durotomy with duraplasty for severe adult spinal cord injury without radiographic abnormality: a novel concept and method of surgical decompression. Eur Spine J 2019;28(10):2275–2282.

48. Hogg FRA, Gallagher MJ, Chen S, et al. Predictors of intraspinal pressure and optimal cord perfusion pressure after traumatic spinal cord injury. Neurocrit Care 2019;30(2):421–428.

49. Zhang J, Wang H, Zhang C, et al. Intrathecal decompression versus epidural decompression in the treatment of severe spinal cord injury in rat model: a randomized, controlled preclinical research. J Orthop Surg Res 2016;11:34–y.

50. Iannotti C, Zhang YP, Shields LB, et al. Dural repair reduces connective tissue scar invasion and cystic cavity formation after acute spinal cord laceration injury in adult rats. J Neurotrauma 2006;23(6): 853–865.

51. Saadoun S, Bell BA, Verkman AS, et al. Greatly improved neurological outcome after spinal cord compression injury in AQP4-deficient mice. Brain 2008;131(Pt 4):1087–1098.

52. Fernandez E, Pallini R. Connective tissue scarring in experimental spinal cord lesions: significance of dural continuity and role of epidural tissues. Acta Neurochir (Wien) 1985;76(3–4):145–148.

53. Jalan D, Saini N, Zaidi M, et al. Effects of early surgical decompression on functional and histological outcomes after severe experimental thoracic spinal cord injury. J Neurosurg Spine 2017;26(1):62–75.

54. Smith JS, Anderson R, Pham T, et al. Role of early surgical decompression of the intradural space after cervical spinal cord injury in an animal model. J Bone Joint Surg Am 2010;92(5):1206–1214.

55. Jeffery ND, Mankin JM, Ito D, et al. Extended durotomy to treat severe spinal cord injury after acute thoracolumbar disc herniation in dogs. Vet Surg 2020;49(5):884–893.

56. Wilcox RK, Bilston LE, Barton DC, et al. Mathematical model for the viscoelastic properties of dura mater. J Orthop Sci 2003;8(3):432–434.

57. Hutchinson PJ, Kolias AG, Timofeev IS, et al. Trial of decompressive craniectomy for

traumatic intracranial hypertension. N Engl J Med 2016;375(12):1119–1130.

58. Kleindienst A, Laut FM, Roeckelein V, et al. Treatment of posttraumatic syringomyelia: evidence from a systematic review. Acta Neurochir (Wien) 2020;162(10):2541–2556.

59. Falci SP, Indeck C, Lammertse DP. Posttraumatic spinal cord tethering and syringomyelia: surgical treatment and long-term outcome. J Neurosurg Spine 2009;11(4):445–460.

# 第八章　急性脊髓损伤的低温治疗

阿迪蒂亚·维丹坦，医学博士；艾伦·D.利瓦伊，医学博士

### 关键词

- 低温，脊髓损伤，神经保护，低温导管，创伤

### 要点

- 全身低温治疗是一种已经被证实的神经保护策略，可限制急性脊髓损伤动物模型中的继发性损伤。

- 研究证明，与深度低温（< 28℃）相比，亚低温（32~34℃）可提供有效的神经保护，且不良反应较少。

- 血管内冷却可快速诱导全身低温并严格控制体温。

- 迈阿密大学正在领导一项多中心随机对照试验，以评价亚低温治疗对于急性颈髓损伤的疗效。

## 第一节　引　言

脊髓损伤（SCI）可导致严重的运动、感觉和自主神经功能缺损。急性 SCI 的治疗目的是预防继发性损伤并促进神经修复。目前，尽管多种候选药物和疗法正在评估中，但是，尚无任何一种针对急性 SCI 治疗的干预措施被证实。全身低温治疗是一种经证实的神经保护策略[1]，是一种具有前景的干预措施，可限制急性 SCI 后的继发性损伤。

已在多种疾病的临床前和临床中针对低温治疗开展了广泛研究[2]。临床试验评价了低温在创伤性脑损伤[3]、卒中[4]和院外心脏骤停后的神经保护作用[5,6]，围

产期缺氧[7]和主动脉瘤修复后的缺血性损伤中的应用[8]。这些研究为急性中枢神经系统损伤后的全身低温治疗的临床可行性和安全性提供了稳健的数据支持。我们中心的关于急性 SCI 全身低温治疗的结果为其神经保护作用提供了更多令人鼓舞的数据[9-11]。

在本文中，我们描述了低温治疗发展史及其神经保护机制、动物和人体研究结果，以及急性 SCI 低温治疗临床试验的当前进展。

## 第二节　低温治疗的临床发展史

低温治疗的临床经验可追溯至 20 世纪 50 年代，即心脏骤停后诱导患者低温[12]。然而，这些早期研究并未显示低温治疗可带来稳定获益，且许多技术方面尚未明确定义。多数研究中使用的深度低温产生了相当大的不良反应，包括凝血障碍、感染和心律失常[13]。由于这些问题，以及药物治疗 SCI 获得了具有前景的初步结果，几十年来，人们对于低温疗法的兴趣逐渐减弱。在 20 世纪 90 年代，亚低温治疗成为脑动脉瘤外科夹闭术[14]、创伤性脑损伤[15]和心脏骤停患者的一种治疗方法[16]。2002 年，2 项临床试验表明，亚低温治疗可提高院外心脏骤停患者的生存率并改善神经功能结局[5,6]。这些数据使得人们重新关注低温治疗的神经保护作用。

SCI 患者的低温治疗史始于 20 世纪 60 年代，减压手术后使用冷生理盐水进行局部冷却。在一些早期研究中，通过硬脊膜切开直接暴露脊髓，并直接应用冰冷生理盐水冷却脊髓[17,18]。尽管此类干预措施使得许多患者的功能获得改善，但是，由于是回顾性研究，很难证明获益是否是低温治疗单独带来的，其中一些患者可能由于减压手术、药物治疗甚至是选择偏倚而有所改善。低温治疗的神经保护作用的其他证据来自应用于胸腹主动脉瘤修复术的研究[8,19]。在这些研究中，全身低温与阻断主动脉时缺血性 SCI 发生率较低相关。总之，这些数据支持 SCI 低温治疗具有神经保护作用。

低温方案的温度是可变的。一般而言，中度低温治疗定义为目标温度28~32℃，而轻度低温治疗定义为 33~36℃[20]。动物研究的数据表明，介于轻度与中度之间的中间温度可提供有效的神经保护[21,22]，因此，术语"亚低温治疗"（32~34℃）被我们用于定义急性 SCI 低温治疗方案中的目标温度[9]。

损伤后低温治疗的早期诱导、快速达到目标温度（每小时 0.5~2.0℃）、低温治疗持续时间延长（24~48 h）和缓慢复温（每小时 0.1℃）对于 SCI 的有效治疗至关重要。这些临床标准基于动物实验以及低温治疗的早期临床经验。快速复温可以逆转低温治疗的神经保护作用，并且与显著的并发症发病率相关[23]。在细胞水平上，快速复温可导致促炎细胞因子的释放、由于反跳性血管舒张导致的水肿恶化以及更严重的神经损伤[24,25]。出于这些原因，在低温治疗方案结束后，以每小时 0.1℃的幅度逐渐升高体温已成为标准做法[26]。

## 第三节　低温治疗的神经保护作用机制

低温可影响细胞水平上的各种生理和生化过程。针对这些过程的影响可在预防 SCI 后的继发性损伤中发挥作用[27]。低温可减弱组织内的细胞代谢活动并降低能量消耗[28]。代谢率降低可防止短暂缺血期间的能量耗竭[29,30]，从而保护承受应激或损伤的组织。动物研究还表明，低温治疗可通过调节 AMPA 和 NMDA 谷氨酸受体，减弱中枢神经系统中的谷氨酸兴奋毒性[31,32]。

低温治疗提供神经保护的最有效方式之一是利用减少炎症和氧化应激。低温治疗可改变基质金属蛋白酶并减弱血脑屏障的破坏[33]，从而减少炎症细胞外渗[21]。低温治疗可抑制中枢神经系统损伤后发生的小胶质细胞活化[34] 以及促炎细胞因子[35] 和活性氧[36] 的释放。除减少炎症和水肿外，低温治疗还可降低 SCI 中的神经元细胞的凋亡发生率[37]。

低温治疗对生理过程的影响取决于目标温度。如前所述，重度低温治疗主要通过减少耗氧量发挥作用，而轻度和中度低温治疗则通过多种不同的机制提

供神经保护 [27]。

# 第四节 脊髓损伤后开展低温治疗的动物研究证据

## 一、局部低温治疗

使用 SCI 动物模型可评价局部和全身低温治疗的获益与否 [38]。使用各种技术在实验性 SCI 后进行了局部硬膜内或硬膜外脊髓冷却。动物 SCI 模型中的局部低温治疗并非一致地提供了积极结果。多项研究表明，尽管局部冷却可改善实验性 SCI 后的功能和运动结局，但是，其他研究报告了阴性结果 [39]。哈（Ha）和金（Kim） [34] 在胸部 SCI 后保持 30℃的硬膜外温度并持续 48 h，发现治疗组患者的后肢运动功能和力量显著改善。卡萨斯（Casas）及其同事 [40] 发现，在大鼠中度胸脊髓挫伤后，硬膜外冷却（24~35℃）在运动结局或组织保护方面并未得到显著获益。莫罗乔维奇（Morochovic）及其同事 [41] 发现局部经皮冷却（~28.5℃）可产生组织保护效果，但这并未带来功能改善。使用局部冷却处理后，似乎会影响结局的一些其他因素包括动物 SCI 模型的类型、局部低温的持续时间以及损伤后多久开始低温治疗。迪马（Dimar）及其同事 [42] 表明，深度局部低温（19℃）在使用硬膜外垫片的大鼠脊髓压迫模型中有效，但在重物坠落脊髓挫伤模型中则无效。在一项研究中，使用大鼠脊髓挫伤模型，比较了局部硬膜外冷却（28℃持续 48 h）和全身低温治疗（32℃持续 48 h）。研究者发现，尽管功能结局无显著差异，但就损伤组织内的细胞凋亡标志物而言，全身低温治疗优于局部硬膜外冷却 [43]。

## 二、全身低温治疗

已证明适度全身低温治疗可改善 SCI 动物模型的结局。针对一项临床前研究的荟萃分析显示，急性 SCI 后接受全身低温治疗的动物的行为结局存在可预测的改善 [38]。梅巴特（Maybhate）及其同事 [44] 的研究显示，全身亚低温治疗

（32℃持续 2 h，从损伤后 2 h 开始）改善了体感诱发电位和运动功能，还有助于大鼠 SCI 挫伤模型中的组织保留，运动功能的改善持续至损伤后 28 天。巴彻勒（Batchelor）及其同事 [45] 尝试重现急性 SCI 后接受延迟减压术患者的临床状况，研究者使用全身低温治疗作为受伤时至脊髓减压之间的桥接。挫伤后 30 分钟开始全身低温治疗（33℃），并维持 7.5 h，直至脊髓压迫缓解。研究者表明，使用全身亚低温治疗与运动功能改善以及脊髓中的白质和灰质的组织保留相关。多项研究提供了更多关于全身低温治疗在细胞水平和功能结局方面的神经保护作用的数据 [37,46-51]。已证明当结合其他神经保护治疗手段时，低温治疗对 SCI 的恢复有益 [52,53]。动物研究数据也表明早期开始低温治疗 [49]，以及长期维持适度全身低温 [46] 对于 SCI 后的有效神经保护是必要的。

# 第五节　脊髓损伤后开展低温治疗的人体研究证据

## 一、局部低温治疗

作为历史记录，20 世纪 60 年代和 20 世纪 70 年代 SCI 的手术治疗涉及椎板切除术和硬膜切开术。硬膜切开后，用冰冷生理盐水（1~3℃）连续冲洗损伤的脊髓，以产生深度局部低温 [17,18]。但仅进行了一些小样本量研究，其结果无法明确证实低温治疗对结局的独立影响 [17,54-56]。在一项研究中，在 4 例急性 SCI 和慢性 SCI 患者中，在 3 h 内开始使用冰冷生理盐水冲洗脊髓局部。只有 1 例急性 SCI 患者的运动功能得到了改善 [54]。随后，其他研究显示接受局部低温治疗的急性 SCI 患者的运动功能获得了轻度改善 [17,55,56]。在椎板减压切除术后进行局部冷却，并使用冰盐水溶液冲洗脊髓。作为急性 SCI 治疗的一部分，许多患者还接受了皮质醇治疗 [18]。汉斯堡（Hansebout）等 [57] 最近描述了接受局部低温治疗的最大规模的急性 SCI 病例系列。研究者使用定制的局部硬膜外冷却装置，将硬膜温度保持在 6℃下长达 4 h。所有 20 例患者在入院时均为美国脊髓损伤协会（ASIA）损伤量表（AIS）A 级（颈椎或胸椎 SCI），并在受伤后 8 h 内接受了减压手术和（或）融合。研究者发现，在平均随访接近 5 年时，80% 患者的 AIS 至少改善了 1 个等级。尽管已有证据表明接受局部低温治疗的患者的神经功能获得改善，但是，这些研究的证据质量不高，存在显著的混杂因素，例如减压手术伴随或不伴随硬膜切开术以及使用皮质类固醇，使得难以辨别局部低温治疗所产生的独立获益。在一项实验性灵长类动物 SCI 研究中，研究者比较了硬膜切开术后常温与低温脊髓局部冲洗之间的神经系统结局。常温冲洗组患者的神经功能改善更优，表明神经保护可能不仅与低温液体有关，还与清除硬膜下有害细胞因子有关[58]。

急性 SCI 后实施早期诱导和长期维持局部低温已被证明非常困难，因为需要进行开放式硬膜切开术、留置硬膜下低温导管和长时间的镇静。目前的技术障碍仍然难以克服。因此，目前尚未对局部冷却治疗进行广泛研究。

## 二、人脊髓损伤中的全身低温治疗

### （一）技术

1. 表面冷却。在体表应用冰袋、冷却毯或冷却垫，可通过表面冷却产生全身低温[1]。冷却毯可通过循环冷空气或水产生低温。这些方法可以降低体温，无需实施任何有创性手术，因此，即使在创伤现场下也很容易应用。较新的系统，如冷却毯［Arctic Sun（Medivance, Louisville, CO），图 8-1］能够比冰袋更快地产生全身低温。表面冷却的一些挑战包括诱导亚低温治疗的速度缓慢（4~8 h）[59]、生理性寒战反应以及肥胖患者难以达到目标温度。此外，表面冷却可能难以维持目标温度，因为此类系统无法严格控制体温（图 8-2）[60]。

2. 低温液体输注。低温的静脉注射液（如冰盐水）已被用作降低体温的一种有效手段。冷静脉注射液可通过外周静脉管路输注，因此，可在受伤后不久在现场启动，以迅速降低体温。冷静脉输液已用于心脏骤停后低温治疗的快速诱导[61,62]。考虑到维持低温治疗的静脉输液量不能长期输注，以防不良反应。因此，需要实施表面冷却或血管内冷却以继续维持全身低温。

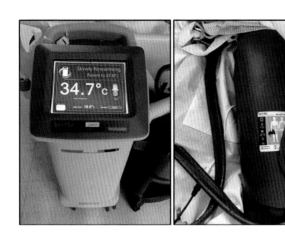

图 8-1　表面冷却凝胶垫和控温系统

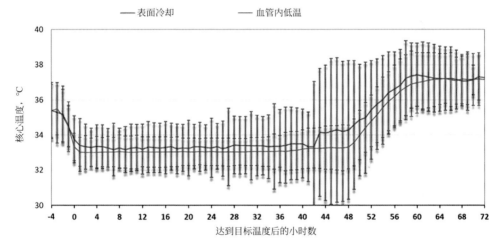

图 8-2　平均（±SD）温度图显示了针对院外心脏骤停患者更快达到目标温度和更严格的目标控制。［根据 Creative Commons Attribution 4.0 的条款发表，De Fazio C et al. Intravascular versus surface cooling for targeted temperature management after out-of-hospital cardiac arrest: an analysis of the TTH48 trial. *Crit Care*. 2019;23(1):61.］

　　3. 血管内冷却。血管内冷却导管在诱导和维持全身低温方面优于表面冷却技术[63]。市售低温导管包括 Quattro、Icy 和 Cool Line（Zoll, Chelmsford, MA），这些导管连接至控制冷却球囊温度的外部机器［Thermogard XP（Zoll, Chelmsford, MA），图 8-3］。通过经皮技术插入导管，并将导管头端置于下腔静脉中。这些导管也可以插入锁骨下静脉或颈内静脉。在外部机器中将生理盐水冷却至

4~5℃，并推送入安装在导管上的冷却球囊中。冷却与导管接触的血液，利用导管上的温度探头，可实现温度的闭环监测。外部机器调节生理盐水温度，以维持规定的目标温度。此类导管配备了用于药物和输液的附加端口。据报告，冷却速率为每小时 2~4℃，因此，此类系统可迅速诱导全身低温[13,63]。与低温液体静脉输注不同，此类系统不会增加任何额外的输液量。

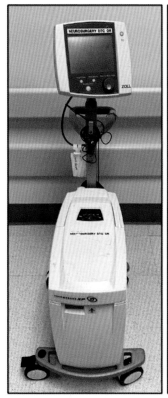

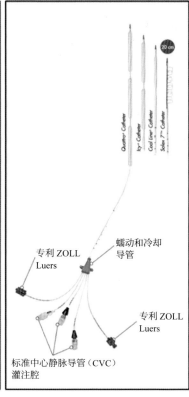

图 8-3　中心静脉冷却导管（Icy 导管）和温度管理系统（由 Zoll Medical Corp，Chelmsford，MA 提供）

## （二）临床研究

迈阿密大学发表了几篇文章，包括一份初步技术论文[9]，报告了最初治疗的 14 例患者的 1 年结局[10]，随后是含接受了全身亚低温治疗的急性 SCI 患者的一些病例[11]。关于 2006—2008 年间招募的成人患者的急性创伤性颈椎 SCI（ASIA A）初步结局论文，这些患者通过血管内低温接受了全身低温治疗[9]。通过股静脉经皮穿刺插入导管，并将头端定位在下腔静脉中，目标温度为 33℃，并保持 48 h，然后以每小时 0.1℃的速度将患者复温至 37℃（图 8-4）。其他神经保护策略包括随时维持平均动脉压 > 90 mmHg。此项研究强调了这种技术在临床环境中用于急性 SCI 的可行性，以及在今后研究中需要改进的一些技术。此项研究的一些显著特征包括排除 2 个离群值后，至低温治疗开始的平均时间为 6.15 ± 0.7 h。从开始低温治疗至达到目标温度，平均耗时 2.75 ± 0.75 h。重要的是，所有患者均接受了手术干预，并在冷却阶段或在目标温度下进行。鉴于早期手术减压对急性 SCI 的重要性，此项研究强调了在低温治疗急性 SCI 患者中开展手术的安全性。此项研究的重要生理学结果之一是心动过缓与较低体温之间存在线性关系。尽管低温方案具有安全性和可行性，但是，还是发现 SCI 与低温治疗开始之间的时间段可以通过实施更为快速的低温诱导方案来加以改善。我们认为，通过使用冷静脉输液，可在创伤现场启动低温治疗，其效果还可得到在急诊室即留置磁共振兼容的冷却导管的进一步加强。

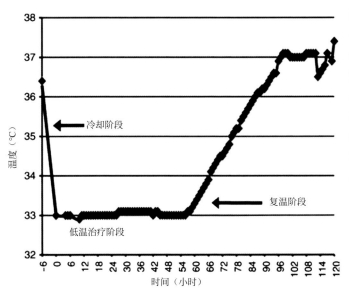

图 8-4　急性 SCI 后接受亚低温治疗的患者的温度曲线，显示 3 个阶段的温度控制。［图摘自 Levi AD et al. Clinical application of modest hypothermia after spinal cord injury. *J Neurotrauma*. 2009;26(3):407-415; 经 Mary Ann Liebert, Inc. 许可］

我们随后发表了关于我们初始研究的 1 年随访数据，进一步描述了 14 例 AIS A 级颈椎 SCI 患者的神经系统结局 [10]。与未使用全身低温治疗的 AIS A 级颈椎 SCI 患者组进行对比。14 例接受低温治疗的患者中，6 例（42.8%）在随访时的 AIS 分级获得改善（平均持续 50.2 周）。最终随访时，3 例患者改善至 AIS B 级，2 例患者改善至 AIS C 级，1 例患者改善至 AIS D 级。在对照组中，在 3/14 例患者（21.4%）中观察到了改善，各有 1 例患者分别转为 AIS B、C 和 D 级。两组患者在住院期间的并发症并无显著差异，进一步强调了在急性颈椎 SCI 患者中开展适度全身低温治疗的安全性。在涉及一名专业足球运动员的病例报告发表后，研究者对 SCI 全身低温治疗的兴趣增加，该运动员在球场发生 AIS A 级急性颈椎 SCI 后，接受了全身亚低温治疗 [64]。也有患者早期接受静脉注射类固醇治疗以及适度全身低温治疗（表面和血管内低温）后，早期随访时显著恢复至 AIS D 级，并在第 9 年随访时病症继续改善 [65]。

我们发表了来自 35 例接受全身亚低温治疗的急性颈椎 SCI 患者的更多经验 [11]。针对此项研究中的 21 例患者进行了前瞻性研究。在 35 例患者中，4 例患者在受伤后 24 h 内从 AIS A 级转为 AIS B 级。在损伤后 24 h AIS A 级的 31 例患者中，11 例患者（35.5%）至少改善了一个等级。大多数患者（83%）进行了早期手术减压。这些数据为适度全身低温治疗急性 SCI 的安全性提供了补充证据。通过 AIS 分级测量的神经功能改善率也优于 SCI 后 AIS 转换的既往数据 [66]。我们的研究对急性颈椎 SCI 的全身低温治疗提供了经验，也为开展随机试验提供了动力。

2017 年 5 月，我们的团队启动了一项多中心随机对照试验（NCT02991690），以评价亚低温治疗急性颈椎 SCI 的有效性。此项研究正在招募中，目标入组 120 例患者。入选和排除标准见表 8-1。损伤后 24 h 内开始血管内低温治疗，此后维持持续 48 h 的亚低温（33℃）。主要结局指标为第 12 个月时基于 AIS 分级和 ASIA 运动评分的神经功能改善。次要结局指标是第 12 个月时功能独立性评测和脊髓独立性评测的改善。迄今为止，该研究在美国境内的 6 家临床试验机构招募了 36 例急性颈椎 SCI 患者。

**表 8-1　在急性颈椎脊髓损伤患者中开展的全身低温治疗随机临床试验的入选和排除标准（NCT02991690，详见 clinicaltrials.gov）**

| 入选标准 | 排除标准 |
| --- | --- |
| 年龄 18~70 岁 | 年龄 > 70 岁 |
| 美国脊髓损伤协会损伤量表（AIS）A~C 级 | AIS D 级 |
| 格拉斯哥昏迷量表 ≥ 14 | 入院时体温过高（> 38.5℃） |
| 能够在受伤后 24 h 内开始低温治疗 | 严重全身损伤 |
| 非穿透性损伤 | 严重出血 |
| 紧急被送入手术室进行手术复位的患者也可以纳入 | 妊娠 |
|  | 凝血障碍 |
|  | 血小板减少症 |
|  | 已知既往严重心脏病史 |
|  | 血液恶病质 |
|  | 胰腺炎 |
|  | 雷诺综合征 |
|  | 脊髓横断 |

# 第六节　低温治疗和复温的并发症

早期报告重点关注深度全身低温治疗的不良反应和并发症。使用轻度和中度全身低温治疗时，这些不良反应不太明显。深度低温治疗可导致心肌收缩力显著降低以及心律失常风险增大，还可触发房颤，如果体温继续降低，还可进展为室性心动过速和室颤。PR 和 QT 间期延长以及 QRS 复合波增宽是最常见的心电图变化。所有水平的低温治疗均会导致心动过缓，偶尔可能需要通过药物或起搏进行治疗[67]。

低温治疗会增大凝血障碍的风险。即使是轻度低温治疗也会导致血小板功能障碍和血小板减少症。严重的凝血障碍常见于深度低温治疗。根据我们的经验，在全身亚低温治疗期间接受脊柱手术的 SCI 患者，并未遭遇止血或与出血相关的并发症的挑战[9]。因为低温会产生相当的抗炎作用，因此，全身低温治疗患者的感染风险会增大。感染的多种生理反应在低温条件下将受到抑制,因此,评估和治疗疑似感染的阈值应降低[68]。然而,与未接受低温治疗的急性 SCI 患者相比,我们发现接受适度低温治疗的急性 SCI 患者的感染率并未显著增高[10]。

全身低温治疗将引起皮肤血管收缩和寒战。皮肤血管收缩会增大伤口愈合不良和发生压疮的风险。寒战是身体对低温的一种生理性产热反应。寒战可增大代谢率和耗氧量,并升高体温[13]。一些可有效抵抗寒战的药物包括哌替啶和镁。充分的镇静和镇痛也可预防寒战反应。低温治疗会增加镁、磷和钾的排泄量,从而影响血清电解质浓度。其他不良反应包括胃瘫、便秘和药物清除障碍。使用血管内冷却导管确实存在引发深静脉血栓形成的风险[69,70]。这种风险因 SCI 导致无法活动而加大。通过使用连续下肢加压装置、早期开始预防性抗凝以及在低温治疗终止时提前取出导管可以降低此种风险。

控制复温速率对于预防并发症至关重要。快速复温可因钾转移至细胞外而引起高钾血症,并可增高胰岛素敏感性,从而引发低血糖。它还可以启动炎症级联反应,并抵消低温治疗的神经保护作用[7]。

# 第七节　总　结

出于神经保护目的启用全身低温治疗的临床前研究和临床研究证据是充足的。作用机制已得到充分研究,多种病理生理过程将受到低温治疗的影响,使其成为一种具有吸引力的神经保护治疗方式。全身低温诱导技术的改进和亚低温的相对安全性,有助于将该疗法用于人体。我们在急性 SCI 患者中开展全身低温治疗的经验,为其在人体 SCI 中的潜在神经保护作用提供了数据支持。正在进行的一项多中心随机试验的结果,可能首次为全身低温治疗在急性 SCI 中的作用提供Ⅰ级证据。

## 临床治疗要点

- 在急性 SCI 后早期进行亚低温治疗（32~34℃）安全可行。

- 早期诱导低温治疗、短时间达到目标温度（＜2 h）、维持低温治疗 48 h 及缓慢复温（每小时 0.1℃）对于低温治疗的疗效至关重要。

- 可在急诊室留置 MRI 兼容的血管内冷却导管，以便在急性 SCI 后快速诱导低温，并辅以冷却毯。

- 手术干预可以在冷却阶段或在目标温度下进行，而不会显著增大手术风险。

- 心动过缓在接受全身低温治疗的患者中很常见，可能需要药物治疗或起搏器治疗。

### 披露

作者并无任何需要披露的内容。作者报告无商业或财务利益冲突。

# 参考文献

1. Alzaga AG, Cerdan M, Varon J. Therapeutic hypothermia. Resuscitation 2006;70(3):369–380.

2. Bohl MA, Martirosyan NL, Killeen ZW, et al. The history of therapeutic hypothermia and its use in neurosurgery. J Neurosurg 2018;1–15.

3. Andrews PJ, Sinclair HL, Rodriguez A, et al. Hypothermia for intracranial hypertension after traumatic brain injury. N Engl J Med 2015;373:2403–2412.

4. Schwab S, Schwarz S, Spranger M, et al. Moderate hypothermia in the treatment of patients with severe middle cerebral artery infarction. Stroke 1998;29(12):2461–2466.

5. Bernard SA, Gray TW, Buist MD, et al. Treatment of comatose survivors of out-of-hospital cardiac arrest with induced hypothermia. N Engl J Med 2002;346(8):557–

563.

6. Hypothermia after Cardiac Arrest Study Group. Mild therapeutic hypothermia to improve the neurologic outcome after cardiac arrest. N Engl J Med 2002;346(8):549–556.

7. Jacobs SE, Berg M, Hunt R, et al. Cooling for newborns with hypoxic ischaemic encephalopathy. Cochrane Database Syst Rev 2013;(1):CD003311.

8. Rokkas CK, Kouchoukos NT. Profound hypothermia for spinal cord protection in operations on the descending thoracic and thoracoabdominal aorta. Semin Thorac Cardiovasc Surg 1998;10(1):57–60.

9. Levi AD, Green BA, Wang MY, et al. Clinical application of modest hypothermia after spinal cord injury. J Neurotrauma 2009;26(3):407–415.

10. Levi AD, Casella G, Green BA, et al. Clinical outcomes using modest intravascular hypothermia after acute cervical spinal cord injury. Neurosurgery 2010;66(4):670–677.

11. Dididze M, Green BA, Dietrich WD, et al. Systemic hypothermia in acute cervical spinal cord injury: a case-controlled study. Spinal Cord 2013;51(5):395–400.

12. Williams GR, Spencer FC. The clinical use of hypothermia following cardiac arrest. Ann Surg 1958;148(3):462–468.

13. Polderman KH. Application of therapeutic hypothermia in the ICU: opportunities and pitfalls of a promising treatment modality. Part 1: Indications and evidence. Intensive Care Med 2004;30(4):556–575.

14. Lawton MT, Raudzens PA, Zabramski JM, et al. Hypothermic circulatory arrest in neurovascular surgery: evolving indications and predictors of patient outcome. Neurosurgery 1998;43(1):10–20 [discussion 20–21].

15. Shiozaki T, Sugimoto H, Taneda M, et al. Effect of mild hypothermia on uncontrollable intracranial hypertension after severe head injury. J Neurosurg 1993;79(3):363–368.

16. Yanagawa Y, Ishihara S, Norio H, et al. Preliminary clinical outcome study of mild resuscitative hypothermia after out-of-hospital cardiopulmonary arrest. Resuscitation 1998;39(1–2):61–66.

17. Demian YK, White RJ, Yashon D, et al. Anaesthesia for laminectomy and localized

cord cooling in acute cervical spine injury. Report of three cases. Br J Anaesth 1971;43(10):973–979.

18. Bricolo A, Ore GD, Da Pian R, et al. Local cooling in spinal cord injury. Surg Neurol 1976;6(2):101–106.

19. Kouchoukos NT. Hypothermic circulatory arrest and hypothermic perfusion for extensive disease of the thoracic and thoracoabdominal aorta. Jpn J Thorac Cardiovasc Surg 1999;47(1):1–5.

20. Inamasu J, Ichikizaki K. Mild hypothermia in neurologic emergency: an update. Ann Emerg Med 2002;40(2):220–230.

21. Chatzipanteli K, Yanagawa Y, Marcillo AE, et al. Posttraumatic hypothermia reduces polymorphonuclear leukocyte accumulation following spinal cord injury in rats. J Neurotrauma 2000;17(4):321–332.

22. Busto R, Dietrich WD, Globus MY, et al. Small differences in intraischemic brain temperature critically determine the extent of ischemic neuronal injury. J Cereb Blood Flow Metab 1987;7(6):729–738.

23. Povlishock JT, Wei EP. Posthypothermic rewarming considerations following traumatic brain injury. J Neurotrauma 2009;26(3):333–340.

24. Berger C, Xia F, Köhrmann M, et al. Hypothermia in acute stroke–slow versus fast rewarming an experimental study in rats. Exp Neurol 2007;204(1):131–137.

25. Zhu S-Z, Gu Y, Wu Z, et al. Hypothermia followed by rapid rewarming exacerbates ischemia-induced brain injury and augments inflammatory response in rats. Biochem Biophys Res Commun 2016;474(1):175–181.

26. Ahmad FU, Wang MY, Levi AD. Hypothermia for acute spinal cord injury–a review. World Neurosurg 2014;82(1–2):207–214.

27. Dietrich WD, Atkins CM, Bramlett HM. Protection in animal models of brain and spinal cord injury with mild to moderate hypothermia. J Neurotrauma 2009;26(3):301–312.

28. Kaibara T, Sutherland GR, Colbourne F, et al. Hypothermia: depression of tricarboxylic acid cycle flux and evidence for pentose phosphate shunt upregulation. J Neurosurg 1999;90(2):339–347.

29. Welsh FA, Sims RE, Harris VA. Mild hypothermia prevents ischemic injury in gerbil

hippocampus. J Cereb Blood Flow Metab 1990;10(4):557–563.

30. Sutton LN, Clark BJ, Norwood CR, et al. Global cerebral ischemia in piglets under conditions of mild and deep hypothermia. Stroke 1991;22(12):1567–1573.

31. Friedman LK, Ginsberg MD, Belayev L, et al. Intraischemic but not postischemic hypothermia prevents non-selective hippocampal downregulation of AMPA and NMDA receptor gene expression after global ischemia. Brain Res Mol Brain Res 2001;86(1–2):34–47.

32. Mueller-Burke D, Koehler RC, Martin LJ. Rapid NMDA receptor phosphorylation and oxidative stress precede striatal neurodegeneration after hypoxic ischemia in newborn piglets and are attenuated with hypothermia. Int J Dev Neurosci 2008;26(1):67–76.

33. Truettner JS, Alonso OF, Dietrich WD. Influence of therapeutic hypothermia on matrix metalloproteinase activity after traumatic brain injury in rats. J Cereb Blood Flow Metab 2005;25(11):1505–1516.

34. Ha K-Y, Kim Y-H. Neuroprotective effect of moderate epidural hypothermia after spinal cord injury in rats. Spine 2008;33(19):2059–2065.

35. Morino T, Ogata T, Takeba J, et al. Microglia inhibition is a target of mild hypothermic treatment after the spinal cord injury. Spinal Cord 2008;46(6):425–431.

36. Maier CM, Sun GH, Cheng D, et al. Effects of mild hypothermia on superoxide anion production, superoxide dismutase expression, and activity following transient focal cerebral ischemia. Neurobiol Dis 2002;11(1):28–42.

37. Shibuya S, Miyamoto O, Janjua NA, et al. Post-traumatic moderate systemic hypothermia reduces TUNEL positive cells following spinal cord injury in rat. Spinal Cord 2004;42(1):29–34.

38. Batchelor PE, Skeers P, Antonic A, et al. Systematic review and meta-analysis of therapeutic hypothermia in animal models of spinal cord injury. PLoS One 2013;8(8):e71317.

39. Kwon BK, Mann C, Sohn HM, et al. Hypothermia for spinal cord injury. Spine J 2008;8(6):859–874.

40. Casas CE, Herrera LP, Prusmack C, et al. Effects of epidural hypothermic saline infusion on locomotor outcome and tissue preservation after moderate thoracic spinal

cord contusion in rats. J Neurosurg Spine 2005;2(3):308–318.

41. Morochovic R, Chudá M, Talánová J, et al. Local transcutaneous cooling of the spinal cord in the rat: effects on long-term outcomes after compression spinal cord injury. Int J Neurosci 2008;118(4):555–568.

42. Dimar JR, Shields CB, Zhang YP, et al. The role of directly applied hypothermia in spinal cord injury. Spine 2000;25(18):2294–2302.

43. Ok J-H, Kim Y-H, Ha K-Y. Neuroprotective effects of hypothermia after spinal cord injury in rats: comparative study between epidural hypothermia and systemic hypothermia. Spine 2012;37(25):E1551–1559.

44. Maybhate A, Hu C, Bazley FA, et al. Potential longterm benefits of acute hypothermia after spinal cord injury: assessments with somatosensoryevoked potentials. Crit Care Med 2012;40(2):573–579.

45. Batchelor PE, Kerr NF, Gatt AM, et al. Hypothermia prior to decompression: buying time for treatment of acute spinal cord injury. J Neurotrauma 2010;27(8):1357–1368.

46. Duz B, Kaplan M, Bilgic S, et al. Does hypothermic treatment provide an advantage after spinal cord injury until surgery? An experimental study. Neurochem Res 2009;34(3):407–410.

47. Grulova I, Slovinska L, Nagyova M, et al. The effect of hypothermia on sensory-motor function and tissue sparing after spinal cord injury. Spine J 2013;13(12):1881–1891.

48. Lo TP, Cho K-S, Garg MS, et al. Systemic hypothermia improves histological and functional outcome after cervical spinal cord contusion in rats. J Comp Neurol 2009;514(5):433–448.

49. Karamouzian S, Akhtarshomar S, Saied A, et al. Effects of methylprednisolone on neuroprotectiveeffects of delay hypothermia on spinal cord injury in rat. Asian Spine J 2015;9(1):1–6.

50. Seo J-Y, Kim Y-H, Kim J-W, et al. Effects of therapeutic hypothermia on apoptosis and autophagy after spinal cord injury in rats. Spine 2015;40(12):883–890.

51. Yu CG, Jimenez O, Marcillo AE, et al. Beneficial effects of modest systemic hypothermia on locomotor function and histopathological damage following contusion-induced spinal cord injury in rats. J Neurosurg 2000;93(1 Suppl):85–93.

52. Topuz K, Colak A, Cemil B, et al. Combined hyperbaric oxygen and hypothermia treatment on oxidative stress parameters after spinal cord injury: an experimental study. Arch Med Res 2010;41(7):506–512.

53. Wang D, Zhang J. Effects of hypothermia combined with neural stem cell transplantation on recovery of neurological function in rats with spinal cord injury. Mol Med Rep 2015;11(3):1759–1767.

54. Selker RG. Icewater irrigation of the spinal cord. Surg Forum 1971;22:411–413.

55. Tator CH. Acute spinal cord injury: a review of recent studies of treatment and pathophysiology. Can Med Assoc J 1972;107(2):143–145 passim.

56. Koons DD, Gildenberg PL, Dohn DF, et al. Local hypothermia in the treatment of spinal cord injuries. Report of seven cases. Cleve Clin Q 1972;39(3):109–117.

57. Hansebout RR, Hansebout CR. Local cooling for traumatic spinal cord injury: outcomes in 20 patients and review of the literature. J Neurosurg Spine 2014;20(5):550–561.

58. Tator CH, Deecke L. Value of normothermic perfusion, hypothermic perfusion, and durotomy in the treatment of experimental acute spinal cord trauma. J Neurosurg 1973;39(1):52–64.

59. Al-Senani FM, Graffagnino C, Grotta JC, et al. A prospective, multicenter pilot study to evaluate the feasibility and safety of using the CoolGard System and Icy catheter following cardiac arrest. Resuscitation 2004;62(2):143–150.

60. De Fazio C, Skrifvars MB, Søreide E, et al. Intravascular versus surface cooling for targeted temperature management after out-of-hospital cardiac arrest: an analysis of the TTH48 trial. Crit Care 2019;23(1):61.

61. Virkkunen I, Yli-Hankala A, Silfvast T. Induction of therapeutic hypothermia after cardiac arrest in prehospital patients using ice-cold Ringer's solution: a pilot study. Resuscitation 2004;62(3):299–302.

62. Kliegel A, Losert H, Sterz F, et al. Cold simple intravenous infusions preceding special endovascular cooling for faster induction of mild hypothermia after cardiac arrest–a feasibility study. Resuscitation 2005;64(3):347–351.

63. Steinberg GK, Ogilvy CS, Shuer LM, et al. Comparison of endovascular and surface

cooling during unruptured cerebral aneurysm repair. Neurosurgery 2004;55(2):307–314 [discussion 314-315].

64. Cappuccino A, Bisson LJ, Carpenter B, et al. The use of systemic hypothermia for the treatment of an acute cervical spinal cord injury in a professional football player. Spine 2010;35(2):E57–62.

65. Cappuccino A, Bisson LJ, Carpenter B, et al. Systemic hypothermia as treatment for an acute cervical spinal cord injury in a professional football player: 9-year follow-up. Am J Orthop 2017;46(2):E79–82.

66. Marino RJ, Burns S, Graves DE, et al. Upper- and lower-extremity motor recovery after traumatic cervical spinal cord injury: an update from the national spinal cord injury database. Arch Phys Med Rehabil 2011;92(3):369–375.

67. Polderman KH. Mechanisms of action, physiological effects, and complications of hypothermia. Crit Care Med 2009;37(7 Suppl):S186–202.

68. Polderman KH. Induced hypothermia and fever control for prevention and treatment of neurological injuries. Lancet 2008;371(9628):1955–1969.

69. Simosa HF, Petersen DJ, Agarwal SK, et al. Increased risk of deep venous thrombosis with endovascular cooling in patients with traumatic head injury. Am Surg 2007;73(5):461–464.

70. Thompson HJ, Kirkness CJ, Mitchell PH. Hypothermia and rapid rewarming is associated with worse outcome following traumatic brain injury. J Trauma Nurs 2010;17(4):173–177.

# 第九章　急性脊髓损伤的药物和细胞疗法

尼古拉·L.马尔季罗相，医学博士

## 关键词

• 脊髓损伤，甲泼尼龙，利鲁唑，干细胞，细胞疗法

## 要点

• 甲泼尼龙治疗对脊髓损伤（SCI）后的神经功能恢复无法获益，原因在于有较高的并发症发生率。因此，不宜用于急性 SCI。

• 在 I 期开放性试验的背景下，利鲁唑在 SCI 后的神经功能恢复方面显示出了潜在获益。正在进行的 II/III 期试验的结果将为利鲁唑在 SCI 患者中的治疗作用提供更多证据。

• 将神经干细胞移植到 SCI 的损伤中心，可能会改善 SCI 后的神经功能。

# 第一节　引　言

急性创伤性脊髓损伤（SCI）给脊髓带来灾难性病理改变，患病人群通常是年轻人和活跃个体[1]。SCI 的治疗尽管取得了重大研究进展，但 SCI 患者的治疗仍然具有挑战性。重型 SCI 病例的神经功能恢复较差，长期致残率显著，影响患者的日常生活和表现。SCI 患者的终身治疗成本很高[1]。在基础研究环境中提出了许多治疗方式，但很少能转化为临床试验[2-5]。本文中，我们针对用于治疗 SCI 患者的药物和细胞疗法进行了系统性综述。

# 第二节　药物治疗

## 一、甲泼尼龙

甲泼尼龙（MP）是治疗急性 SCI 临床研究中应用最多的一种药物。已进行了几项大型多中心随机对照试验（RCT），以研究 MP 在 SCI 管理中的作用，包括受到高度关注的国家急性脊髓损伤研究（NASCIS）Ⅱ 和Ⅲ 随机临床试验[6-9]。还有多项小型研究的相关报告。

最初的 NASCIS（NASCIS Ⅰ）评估了急性 SCI 后低剂量和高剂量 MP 的治疗效果。高剂量组患者首先接受 1000 mg MP 静脉推注，然后每日 1 次给药，持续 10 天。低剂量组患者首先接受 100 mg MP 静脉推注，然后每日 1 次给药，持续 10 天。此项研究共计入组了 306 例患者。54% 的患者接受了 6 个月随访。在 SCI 后 6 个月和 12 个月，两组间的神经功能恢复情况并无差异。高剂量 MP 组患者的伤口并发症和死亡率较高[6,10]。

NASCIS Ⅱ RCT 的目的是为评估 MP 和纳洛酮治疗急性 SCI 的作用[9]。设立了 3 个试验组：①首先实施 30 mg/kg MP 静脉推注，随后 23 h 维持剂量 5.4 mg/kg；②首先实施 5.4 mg/kg 纳洛酮静脉推注，随后 23 h 维持剂量 4 mg/kg；③安慰剂组。此项研究共计入组了 487 例患者。纳洛酮组患者未显示出神经功能改善。研究者报告了 MP 的有益作用，在 SCI 后不到 8 h 内接受治疗的患者中改善了神经功能[11,12]。但是，深入分析表明，这些结论的得出是基于针对一个规模大幅缩水的患者队列（$n = 62$）的事后分析，可能并不代表具有临床意义的改善，实际上结果可能是随机概率[4]。在含 487 例患者的整个研究组中，接受 MP 给药的患者中并发症发生率较高，包括胃肠道出血、伤口感染和肺栓塞[11]。

普伦德加斯特（Prendergast）及其同事[13]针对接受（$n = 29$）和未接受（$n = 25$）MP 给药的急性 SCI 患者进行了回顾性分析。在此项研究中，与未接受 MP 给药的患者相比，接受 MP 给药的闭合 SCI 患者未表现出神经功能改善。

而与对照组相比，接受 MP 给药的穿通性 SCI 患者表现出了较小幅度的神经功能状态改善。格恩特（Gerndt）及其同事[14]开展了同期回顾性队列分析。共计 188 例患者接受了 NASCIS Ⅱ MP 方案，90 例患者未接受 MP 给药。基于 Frankel 分级，结局并无差异[14]。格恩特及其同事[15]报告了在 140 例接受 NASCIC Ⅱ 方案 MP 给药的 SCI 患者中开展的回顾性分析。类固醇治疗导致急性肺炎增多 4 倍，任何一种类型肺炎的发生率增高 2.6 倍。还导致了重症监护时间和呼吸机使用天数延长。总体住院时间无差异[15]。

NASCIS Ⅲ 多中心、随机、双盲试验比较了 24 h MP 给药（5.4 mg/h×24 h）与 48 h MP 给药（5.4 mg/h×48 h）和 48 h 甲磺酸替拉扎特给药（2.5 mg/kg，每 6 h 1 次 ×48 h）在 SCI 患者中的治疗效果[7,8]。所有患者在随机化前均接受了 30 mg/kg MP 给药。未设立安慰剂组，因为 NASCIS Ⅱ 研究报告了 MP 的有益作用。此项研究共计随机分配了 499 例患者：24 h MP（$n = 166$）、48 h MP（$n = 166$）和 48 h 甲磺酸替拉扎特（$n = 167$）。预先计划的数据分析并非显示组间的神经系统恢复存在显著差异。事后分析显示，在 SCI 后第 6 周时，与 24 h MP 相比，48 h MP 组患者的运动功能获得了极轻微的改善，但组间差异仍然具有统计学意义。但是，美国脊髓损伤协会（ASIA）运动评分差异降低，在 1 年随访时已无统计学意义。接受高剂量 MP 给药的患者中的脓毒症和肺炎发生率较高[7,8]。

波英特拉特（Pointillart）及其同事[16]进行了一项前瞻性 RCT，以比较 MP（NASCIS Ⅱ 方案）、尼莫地平和安慰剂治疗急性 SCI 的效果。在 1 年随访时进行设盲 ASIA 评估。两组之间并未检测到显著的神经功能改善[16]。

松本（Matsumoto）及其同事[17]进行了一项前瞻性、随机、双盲试验，在损伤后 8 h 内的急性 SCI 患者中比较 MP（NASCIS Ⅱ 方案）与安慰剂的治疗效果。该研究的目的为比较两组之间的并发症。共计入组 46 例患者，每个研究组 23 例患者。接受 MP 给药患者中的并发症发生率显著较高，包括肺部和胃肠道并发症[17]。

保尾（Yasuo）及其同事还进行了一项前瞻性试验，以评估 MP 对 SCI 后神经功能的影响。在他们的研究中，所有 SCI 患者均接受了持续 2 年的 MP（NASCIS Ⅱ 方案）给药（$n = 38$），2 年后，所有患者均在不接受 MP 给药的情况下进行管理（$n = 41$）。在 SCI 后第 3 个月时，未观察到组间神经功能存在显著差异。MP 组患者中的肺炎发生率明显较高[18]。

由于 NASCIS 试验声称成功，有一段时间，MP 治疗曾被视为急性 SCI 的标准治疗。然而，后续开展的研究以及针对 NASCIS Ⅱ 和Ⅲ的详细再分析得出的证据表明，MP 有较高的并发症（包括死亡）风险，在神经功能改善方面几乎未带来获益。尽管一些中心继续使用 MP 治疗 SCI，但它已不再是标准治疗，其有害不良反应更可能超过任何获益[4]（表 9-1）。

表 9-1　人体 SCI 的药物治疗

| 药剂 | 年份 | 设计 | 状态 | 神经系统结局 | 备注 |
|---|---|---|---|---|---|
| 甲泼尼龙 | | | | | |
| NASCIS Ⅰ | 1985 | RCT | 已发表 | 阴性 | 高剂量 MP 组中的并发症例数较多（$P < 0.05$） |
| NASCIS Ⅱ | 1992 | RCT | 已发表 | 阴性[a] | 高剂量 MP 组中的并发症例数较多（n.s.） |
| NASCIS Ⅲ | 1998 | RCT | 已发表 | 阴性[a] | 高剂量 MP 组中的并发症例数较多（n.s.） |
| Prendergast | 1994 | 回顾性队列 | 已发表 | 阴性 | 在穿通性 SCI 中给予 MP 时神经功能恶化（$P < 0.05$） |
| Gerhart | 1995 | 回顾性队列 | 已发表 | 阴性 | |
| Gerndt | 1997 | 回顾性队列 | 已发表 | 阴性 | MP 组中的并发症例数较多（$P < 0.05$） |
| Pointillart | 2000 | RCT | 已发表 | 阴性 | MP 组中的并发症例数较多（$P < 0.05$） |
| Matsumoto | 2001 | RCT | 已发表 | NT | MP 组中的并发症例数较多（$P < 0.05$） |
| Yasuo | 2009 | 前瞻性队列 | 已发表 | 阴性 | MP 组中的并发症例数较多（$P < 0.05$） |

（续表）

| 药剂 | 年份 | 设计 | 状态 | 神经系统结局 | 备注 |
|---|---|---|---|---|---|
| 纳洛酮（NASCIS II） | 1992 | RCT | 已发表 | 阴性 | |
| Tirilazad（NASCIS III） | 1998 | RCT | 已发表 | 阴性 | |
| 尼莫地平（Pointillart） | 2000 | RCT | 已发表 | 阴性 | |
| GM-1 神经节苷脂 | 2001 | RCT | 已发表 | 阴性 | |
| Cethrin | 2011 | RCT | 终止 | 阴性 | |
| 米诺环素 | 2012 | RCT | 活动 | 待定 | |
| 利鲁唑 | 2014 | RCT | 已关闭 | 待定 | |

一些事后分析报告显示，在研究队列的亚组中，存在一定程度的疗效。未针对多重比较进行调整。

缩略语：MP，甲泼尼龙；NASCIS，国家急性脊髓损伤研究；n.s.，观察到了趋势但并无统计学显著意义；RCT，随机对照试验；SCI，脊髓损伤。

a 预先计划的（先验的）所有组之间的比较结果均为阴性。

## 二、GM-1 神经节苷脂

神经节苷脂是一种糖脂，是中枢神经系统细胞膜的主要成分。1991 年，来自单一机构的一项静脉注射 GM-1 神经节苷脂的 SCI 治疗效果研究，报告了令人兴奋的结果[19]。与 18 例接受安慰剂给药的患者相比，16 例随机接受研究药物的患者显示出 Frankel 分级和 ASIA 运动评分的显著改善。然而，尽管在 28 间中心随机分配了 797 例患者，但后续的多中心试验未能重现这些结果[20]。据推测，该后续阴性 RCT 是由于所有患者入院时需要首先接受一剂类固醇推注所导致的混杂效应（MP"标准治疗"），但 MP 给药并未作为 1991 年研究的一部分纳入设计。

## 三、米诺环素

米诺环素是一种抗生素，已被证明通过减少细胞凋亡、小胶质细胞活化和减轻炎症而具有神经保护作用[21]。在急性 SCI 中进行了一项米诺环素的 II 期安慰剂随机对照试验[22]。患者被随机分配至治疗组（$n = 27$）和安慰剂组（$n = 25$）。治疗组患者接受 7 天的米诺环素静脉给药。与安慰剂组相比，米诺环素组颈部 SCI 患者的运动评分改善了 6 分。胸部 SCI 患者的运动恢复无差异[22]。尽管这些结果令人鼓舞，但由于药物获得和患者招募的问题，延缓正在进行的一项更大规模多中心试验[23]。

## 四、Rho 抑制剂

Rho 通路是调节轴突芽生和再生的重要机制之一。实验室研究表明，利用 C3 转移酶抑制 Rho 通路，对缺血或创伤后出现的神经元细胞死亡具有保护作用。因此，研究者认为这是治疗 SCI 的一个靶点[24-26]。在临床试验中使用了药理学合成的 C3 转移酶（VX-210 AKA BA-210，又名 Cethrin）。费林斯（Fehlings）及其同事[27]进行了一项开放标签 I / IIa 期剂量递增试验，以评估 SCI 患者局部硬膜外应用 Cethrin 的影响。共入组了 48 例患者：32 例胸椎 SCI，16 例颈椎 SCI。使用了 5 种药物剂量：0.3 mg、1 mg、3 mg、6 mg、9 mg。施用 Cethrin 与纤维蛋白封闭剂组成的混合物。在 SCI 后第 3、6、12 个月进行 ASIA 评估。结果显示存在明显的剂量 – 效应，在 3 mg 组（$n = 3$）中观察到运动改善程度较高；然而，该研究中的患者例数较少，且未设立对照组[27]。后续开展的一项多中心安慰剂对照 RCT（SPRING 试验）的中期分析失败，并已提前终止[28]。

## 五、利鲁唑

利鲁唑是一种苯并噻唑抗惊厥 $Na^+$ 通道阻滞剂。它被广泛用于肌萎缩侧索硬化患者的治疗。基于其作用机制，故认为其可提供神经保护作用并降低 SCI 的继发性损伤[29]。在 SCI 患者中报告了一项 I 期开放标签试验，主要目的是评估利鲁唑的安全性，次要目的是比较神经系统、功能和疼痛结局[30]。每 12 h 1 次 50 mg 利鲁唑口服或肠内用药，持续 2 周，通常于受伤后的最初 2 周内开展利鲁唑用药。共计纳入 36 例患者进行试验组。从患者登记研究中选择了另外 36 例未接受利鲁唑治疗的患者作为对照组。运动评分恢复分析表明，试验组在第 42、90 和 180 天时获得改善。第 180 天时，ASIA 损伤量表（AIS）A 级患者的平均运动评分从 16 分改善至 31 分，B 级患者从 16 分改善至 60 分，C 级患者从 32 分改善至 82 分。作为一项 I 期非设盲安全性试验，其神经功能改善程度令人鼓舞，但并非有力的科学证据[31]。2014 年启动的一项 II/III 期随机、双盲、安慰剂对照、平行多中心试验仍在开展中，其目的为进一步评估利鲁唑在急性 SCI 管理中的作用，但该试验已停止招募患者[32]（见表 9-1）。

## 第三节  生物可降解聚合物支架

已在动物模型中广泛研究了在 SCI 中使用生物可降解支架的概念[33,34]。应用支架可减少瘢痕形成，还可促进轴突生长和再生。最近，金（Kim）及其同事[35]发表了临床研究报告，评价了完全胸部 SCI 患者植入生物可降解聚合物支架的情况。19 例患者接受了支架植入。16 例患者中，13 例在第 6 个月时的 AIS 分级发生了变化，其中 5 例患者的神经系统损伤感觉平面获得改善，8 例患者的神经系统损伤感觉平面发生恶化，3 例患者未获得改善。研究中出现了 3 例严重不良事件（死亡），但均与支架植入无关，导致此项研究提前终止[35]。尽管如此，动物模型中不同程度的成功表明生物可降解支架最终可能在 SCI 治疗中发挥作用。

## 第四节  细胞疗法

细胞移植是治疗 SCI 的一种新兴方式。已在实验室环境中开展了大量研究，结果令人满意[3,36]。安全性问题和伦理考量是限制这些研究方案临床转化的因素。在美国和加拿大境外报告了几项使用同种异体移植的小型临床试验[37-42]。但是，严重并发症与细胞移植相关，包括肿瘤转化、感染、视力丧失和其他并发症[43]。

安德森（Anderson）及其同事[44]报告了一项将自体施万细胞移植入亚急性胸部 SCI 患者损伤区域的 I 期临床试验。采集入组研究患者的腓肠神经用于施万细胞纯化和扩增。将施万细胞立体定向注射入胸部 SCI 损伤部位的中心。此项研究入组了 6 例患者。尽管植入后 12 个月内未记录到不良事件，但患者运动功能亦未获得改善[44]。

利瓦伊（Levi）及其同事[45]进行了一项 I 期临床试验，以评估人神经干细胞髓内移植的安全性。共计入组 29 例患者。患者未发生与移植相关的不良事件，但亦未报告神经系统结局[45]。柯蒂斯（Curtis）及其同事[46]报告了神经干细胞移植患者的神经功能改善。共计 4 例患者接受了人源性 NSI-556 神经干细胞的髓内移植[46]。2 例患者在运动和感觉域中均显示出了 1~2 个水平的平面改善。未报告长期获益。

作为 SCI 的一种治疗方法，细胞移植目前仍处于起步阶段。今后肯定会开展更多的转化研究，其前景令人鼓舞。为了更深入地观察脊髓再生背后的挑战和成功，读者可阅读马克·安德森医生（Dr Mark Anderson）关于细胞类型特异性靶向中枢神经系统再生的文章，详见本专著的第十章。

# 第五节　总　结

总之，尽管开展了大量的基础科学、动物和人体研究，但目前尚无药物制剂或细胞植入物已被证明对治疗 SCI 有益。甲泼尼龙在 SCI 患者中始终表现出毒性而非获益。这方面的研究工作仍在继续，联合治疗可能具有前景。同时，固定、血压支持、氧疗和及时减压治疗，仍然是不完全损伤的主要治疗方法。

## 临床治疗要点

- 甲泼尼龙不会改善 SCI 后的神经功能恢复。
- 利鲁唑对 SCI 有效。
- 神经干细胞可能导致 SCI 后的神经功能改善。

**披露**

作者并无任何需要披露的内容。

# 参考文献

1. National Spinal Cord Injury Statistical Center. Spinal Cord Injury (SCI) 2016 Facts and Figures at a Glance. J Spinal Cord Med 2016;39(4):493–494.

2. Alizadeh A, Matthew DS, Karimi-Abdolrezaee S. Traumatic spinal cord injury: an overview of pathophysiology, models and acute injury mechanisms. Front Neurol 2019;10:282.

3. Assinck P, Duncan Greg J, Hilton Brett J, et al. Cell transplantation therapy for spinal cord injury. Nat Neurosci 2017. https://doi.org/10.1038/nn.4541.

4. Hurlbert RJ, Hadley MN, Walters Beverly C, et al. Pharmacological therapy for acute spinal cord injury. Neurosurgery 2015. https://doi.org/10.1227/01.neu.0000462080.04196.f7.

5. Hu XC, Lu YB, Yang YN, et al. Progress in clinical trials of cell transplantation for the treatment of spinalcord injury: How many questions remain unanswered? Neural Regen Res 2021. https://doi.org/ 10.4103/1673-5374.293130.

6. Bracken Michael B, Collins William F, Freeman Daniel F, et al. Efficacy of methylprednisolone in acute spinal cord injury. JAMA J Am Med Assoc 1984;251(1):45–52.

7. Bracken Michael B, Jo SM, Holford Theodore R, et al. Methylprednisolone or tirilazad mesylate administration after acute spinal cord injury: 1-year follow up: results of the third national acute spinal cord injury randomized controlled trial. J Neurosurg 1998;89(5):699–706.

8. Bracken Michael B, Shepard Mary JO, Holford Theodore R, et al. Administration of methylprednisolone for 24 or 48 hours or tirilazad mesylate for 48 hours in the treatment of acute spinal cord injury. Surv Anesthesiol 1998;42(4):1597–1604.

9. Bracken Michael B, Jo SM, Collins William F, et al. A randomized, controlled trial of

methylprednisolone or naloxone in the treatment of acute spinal-cord injury. N Engl J Med 1990;322(20):1405–1411.

10. Bracken MB, Shepard MJ, Hellenbrand KG, et al. Methylprednisolone and neurological function 1 year after spinal cord injury. Results of the National Acute Spinal Cord Injury study. J Neurosurg 1985;63(5):704–713.

11. Bracken MB, Shepard MJ, Collins WF, et al. Methylprednisolone or naloxone treatment after acute spinal cord injury: 1-year follow-up data: results of the second National Acute Spinal Cord Injury Study. J Neurosurg 1992;76(1):23–31.

12. Bracken MB, Holford TR. Effects of timing of methylprednisolone or naloxone administration on recovery of segmental and long-tract neurological function in NASCIS 2. J Neurosurg 1993;79(4):500–507.

13. Prendergast Michael R, Saxe Jonathan M, Ledgerwood Anna M, et al. Massive steroids do not reduce the zone of injury after penetrating spinal cord injury. J Trauma 1994;37(4):576–579.

14. Gerhart Ka A, Johnson Rl L, Menconi J, et al. Utilization and effectiveness of méthylprednisolone in a population-based sample of spinal cord injured persons. Paraplegia 1995;33(6):316–321.

15. Gerndt SJ, Rodriguez JL, Pawlik JW, et al. Consequences of high-dose steroid therapy for acute spinal cord injury. J Trauma 1997;42(2):279–284.

16. Pointillart V, Petitjean Me, Wiart L, et al. Pharmacological therapy of spinal cord injury during the acute phase. Spinal Cord 2000;38(2):71–76.

17. Matsumoto T, Tamaki T, Kawakami M, et al. Early complications of high-dose methylprednisolone sodium succinate treatment in the follow-up of acute cervical spinal cord injury. Spine (Phila Pa 1976) 2001;26(4):426–430.

18. Ito Y, Sugimoto Y, Tomioka M, et al. Does high dose methylprednisolone sodium succinate really improve neurological status in patient with acute cervical cord injury?: a prospective study about neurological recovery and early complications. Spine (Phila Pa 1976) 2009;34(20):2121–2124.

19. Geisler Fred H, Dorsey Frank C, Coleman William P. Recovery of motor function after spinal-cord injury — a randomized, placebo-controlled trial with GM- 1 Ganglioside.

N Engl J Med 1991;324(26):1829–1838.

20. Geisler Fred H, Coleman William P, Giacinto G, et al. The Sygen multicenter acute spinal cord injury study. Spine (Phila Pa 1976) 2001;26(24 SUPPL):S87–98.

21. Festoff Barry W, Syed A, Arnold Paul M, et al. Minocycline neuroprotects, reduces microgliosis, and inhibits caspase protease expression early after spinal cord injury. J Neurochem 2006;97(5):1314–1326.

22. Casha S, Zygun D, McGowan MD, et al. Results of a phase Ⅱ placebo-controlled randomized trial of minocycline in acute spinal cord injury. Brain 2012;135(4):1224–1236.

23. Minocycline in Acute Spinal Cord Injury (MASC) - ClinicalTrials.gov. Available at: https://clinicaltrials. gov/ct2/show/NCT01828203?term5minocycline& cond5Spinal1 Cord1Injuries&draw52&rank51. Accessed March 14, 2021.

24. Bertrand J, Winton Matthew J, Rodriguez Hernandez N, et al. Application of Rho antagonist to neuronal cell bodies promotes neurite growth in compartmented cultures and regeneration of retinal ganglion cell axons in the optic nerve of adult rats. J Neurosci 2005;25(5):1113–1121.

25. Dubreuil Catherine I, Winton Matthew J, Lisa M. Rho activation patterns after spinal cord injury and the role of activated Rho in apoptosis in the central nervous system. J Cell Biol 2003;162(2):233–243.

26. Dergham P, Benjamin E, Charles E, et al. Rho signaling pathway targeted to promote spinal cord repair. J Neurosci 2002;22(15):6570–6577.

27. Fehlings Michael G, Nicholas T, James H, et al. A phase I/ Ⅱ a clinical trial of a recombinant Rho protein antagonist in acute spinal cord injury. J Neurotrauma 2011;28(5):787–796.

28. Fehlings Michael G, Kim Kee D, Bizhan A, et al. Rho Inhibitor VX-210 in acute traumatic subaxial cervical spinal cord injury: design of the SPinal Cord Injury Rho INhibition InvestiGation (SPRING) Clinical Trial. J Neurotrauma 2018;35(9):1049–1056.

29. Schwartz Gwen, Fehlings Michael G. Secondary injury mechanisms of spinal cord trauma: A novel therapeutic approach for the management of secondary

pathophysiology with the sodium channel blocker riluzole. Prog Brain Res 2002;137.

30. Fehlings Michael G, Wilson Jefferson R, Frankowski Ralph F, et al. Riluzole for the treatment of acute traumatic spinal cord injury: rationale for and design of the NACTN Phase I clinical trial. J Neurosurg Spine 2012;17(1 Suppl):177–190.

31. Grossman Robert G, Fehlings Michael G, Frankowski Ralph F, et al. A prospective, multicenter, Phase i matched-comparison group trial of safety, pharmacokinetics, and preliminary efficacy of riluzole in patients with traumatic spinal cord injury. J Neurotrauma 2014;31(3):1049–1056.

32. Riluzole in Spinal Cord Injury Study - ClinicalTrials.gov. Available at:https:// clinicaltrials.gov/ct2/show/ NCT01597518?term5riluzole&cond5Spinal1Cord1 Injuries&draw52&rank51. Accessed March 14, 2021.

33. Horn Eric M, Beaumont M, Xiao ZS, et al. Influence of cross-linked hyaluronic acid hydrogels on neurite outgrowth and recovery from spinal cord injury. J Neurosurg Spine 2007;6(2):133–140.

34. Kushchayev Sergiy V, Giers Morgan B, Eng DH, et al. Hyaluronic acid scaffold has a neuroprotective effect in hemisection spinal cord injury. J Neurosurg Spine 2016;25(1):114–124.

35. Kim Kee D, Lee KS, Coric D, et al. A study of probable benefit of a bioresorbable polymer scaffold for safety and neurological recovery in patients with complete thoracic spinal cord injury: 6-month results from the INSPIRE study. J Neurosurg Spine 2021. https://doi.org/10.3171/2020.8.spine191507.

36. Hojjat-Allah A, Somayeh N, Shahram D, et al. Stem cell transplantation and functional recovery after spinal cord injury: a systematic review and meta-analysis. Anat Cell Biol 2018;51(3):180–188.

37. Dai G, Liu X, Zhang Z, et al. Transplantation of autologous bone marrow mesenchymal stem cells in the treatment of complete and chronic cervical spinal cord injury. Brain Res 2013;1533:73–79.

38. Chan RJ, Seob SI, Han KS, et al. Safety of intravenous infusion of human adipose tissue-derived mesenchymal stem cells in animals and humans. Stem Cells Dev 2011;20(8):1297–1308.

39. Mackay-Sim A, Féron F, Cochrane J, et al. Autologous olfactory ensheathing cell transplantation in human paraplegia: A 3-year clinical trial. Brain 2008;131(9):2376–2386.

40. Chernykh ER, Stupak VV, Muradov GM, et al. Application of autologous bone marrow stem cells in the therapy of spinal cord injury patients. Bull Exp Biol Med 2007;143(4):543–547.

41. Yoon SH, Shim YS, Park YH, et al. Complete spinal cord injury treatment using autologous bone marrow cell transplantation and bonemarrow stimulation with granulocyte macrophage-colony stimulating factor: phase Ⅰ/Ⅱ Clinical Trial. Stem Cells 2007;25(8):2066–2073.

42. Mendonca MVP, Larocca TF, de Freitas Souza BS, et al. Safety and neurological assessments after autologous transplantation of bone marrow mesenchymal stem cells in subjects with chronic spinal cord injury. Stem Cell Res Ther 2014;5(6):126.

43. Bauer G, Elsallab M, Abou-El-Enein M. Concise review: a comprehensive analysis of reported adverse events in patients receiving unproven stem cellbased interventions. Stem Cells Transl Med 2018;7:676–685.

44. Anderson Kim D, Guest James D, Dalton DW, et al. Safety of autologous human schwann cell transplantation in subacute thoracic spinal cord injury. J Neurotrauma 2017;34(21):2950–2963.

45. Levi Allan D, Okonkwo David O, Park P, et al. Emerging safety of intramedullary transplantation of human neural stem cells in chronic cervical and thoracic spinal cord injury. Clin Neurosurg 2018;82(4):562–575.

46. Curtis E, Martin Joel R, Gabel B, et al. A first-in-human, phase i study of neural stem cell transplantation for chronic spinal cord injury. Cell Stem Cell 2018;22(6):941–950.e6.

# 第十章　细胞类型特异性靶向中枢神经系统再生

马克·A.安德森，博士

## 关键词

* 脊髓损伤，神经元再生，神经修复，生长程序

## 要点

* 严重脊髓损伤后的功能恢复需要轴突再生。
* 由轴突再生介导的功能恢复并不明显。
* 中枢神经系统（CNS）神经元具有异质性，含多种亚型。
* 需要更深入地了解各种亚型神经元的再生反应。

# 第一节　引　言

脊髓损伤（SCI）类型大致分为不完全损伤和完全损伤。不完全 SCI 损伤保留周围神经组织和残留的轴突投射。此类残留的组织能够使功能丧失得到不同程度的挽救，并且动物[1-3] 和人[4-8] 可通过康复训练获得增强。相反，完全损伤几乎累及了全部神经组织，导致永久性和不可逆的运动、自主功能和感觉功能丧失，且康复训练无效。人们普遍认为，有必要进行生物修复，以重建受损回路并恢复丧失的功能。

了解为什么中枢神经系统（CNS）轴突在损伤后无法再生长，并开发出一种可克服这种再生长失效的修复策略，在过去的一个世纪中一直是一个投入了大量

研究精力的课题。阿瓜约（Aguayo）及其同事 [9-11] 在 1980 年代的开创性工作报告中宣称，可在周围神经移植物中诱导 CNS 轴突再生。这提示了两种场景：成熟的 CNS 环境不支持轴突再生长，而创伤产生的 CNS 环境则缺乏轴突再生长所需的生长支持因子。

20 世纪 80 年代至 21 世纪，研究主要集中在识别并尝试中和 CNS 病变周围存在的且与髓鞘退化相关的潜在抑制分子 [12-15]。之后，开展了针对消化性硫酸软骨素蛋白聚糖的研究，报告称硫酸软骨素蛋白聚糖是体外轴突生长的强效抑制剂，存在于病变部位周围，并可吞噬灰质中的周围神经元网络 [16,17]。尽管最初希望中和抑制成为轴突再生的一种单一解决方案，但它并未经受时间和重复的考验，尽管已充分观察了其对轴突芽生的影响 [16,18,19]。针对抑制再生的其他因素的探索研究，发现几个生长抑制信号通路 [20-22] 和几个生长因子 [23-25] 并对它们进行调控，其增强导致轴突再生的程度令人印象深刻。这些技术改变了这一领域的现状，详见下文讨论。现已很清楚，促进损伤区域轴突再生涉及调节创伤周围环境和增强神经元再生能力。然而，尽管在重度 SCI 模型中的轴突再生效果明显，但仍缺乏稳健的功能恢复，原因仍有待进一步探究。本综述概述了 SCI 的神经病理学反应，并认为需要对神经元亚型特异性再生反应进行更为深入的研究，以期能够获得神经功能改善的生物学修复。

# 第二节　病理学：脊髓损伤后的细胞和分子反应

SCI 的病理变化包括脊髓的即时机械损伤，随后是此后不久发生的第二阶段，将在数月内发生演变，包括一系列生化和细胞事件 [26]。原发损伤通常以脊髓压迫或撕裂的形式出现，随后是即刻免疫反应、后续的细胞增殖、瘢痕形成和组织重塑 [27]。在即刻炎症阶段，病灶内的细胞将死于内部程序性自杀（细胞凋亡），神经元发生 Wallerian 变性，轴突从病灶处"回撤"（图 10-1 A）。损伤中心的轴突被切断，而周围的轴突则发生脱髓鞘反应。在初期炎症阶段，各种分子和细胞穿过损伤部位，开始清除破碎组织。血源性分子首先浸润并向局部细胞发出信号，以产生细胞外基质的成分，如层粘连蛋白、纤维连接蛋白和胶原蛋白，然后作为支架发挥作用，随后，炎性巨噬细胞通过该支架进入。

在损伤后约 2 天，细胞增殖使纤维化瘢痕和周围星形胶质细胞瘢痕边界开始形成。纤维化瘢痕是由非神经细胞增殖形成的，包括内源性成纤维细胞、周细胞和占据 CNS 病变空腔的内皮细胞[28]，而星形胶质细胞瘢痕边界则划定受损组织区域，并将存活（神经组织）与非存活（纤维化）组织之间隔离开来[29-31]。这种瘢痕形成的最终结果是将脊髓病变分为三个主要病变隔室：①中央病变腔，称为无神经的病变核心或纤维化瘢痕；②周围的星形胶质细胞瘢痕边界；以及③虽未被累及，但出现了反应性和重组神经组织的区域[27,32,33]（图 10-1A）。以下内容更详细地讨论了星形胶质细胞瘢痕边界和纤维化瘢痕形成，并强调了它们在轴突再生方面所构成的一些挑战。

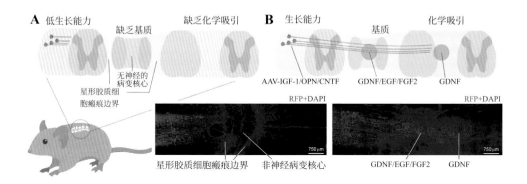

图 10-1　SCI 后轴突再生。（A）图示描述了 SCI 后的轴突再生失败。无神经的病变核心被星形胶质细胞瘢痕边界包围，将受损组织与未受损的反应性和重塑神经组织分隔开来。由于同时缺乏①神经元生长能力。②支持性的基质。③化学吸引，轴突未能再生。显微照片描绘了 RFP 标记的前脊髓轴突止于病变瘢痕边界；（B）图示描述了 3 个生物修复策略：①通过病毒过表达 IGF-1/OPN/CNTF，上调固有神经元生长能力。②通过生物材料递送 EGF/FGF2，改善支持性基质。③通过生物材料递送 GDNF，提供化学吸引。显微照片描绘了 RFP 标记的前脊髓轴突长入并穿过非神经病变核心，朝向病变远端的化学引诱物生长

## 第三节  细胞反应性：星形胶质细胞瘢痕边界形成

星形胶质细胞是一种覆盖整个 CNS 的胶质细胞，它们占据相互独立的、非重叠区域，有助于维持正常的神经功能。长久以来，星形胶质细胞被认为仅是神经元的支持细胞，而现在则认为其涉及神经功能的几乎每个方面。众所周知，星形胶质细胞对损伤组织做出的反应，称为胶质增生。以往认为这是导致瘢痕形成的有害事件，但过去 30 年的证据证明情况并非如此[34]。现在已很清楚，星形胶质细胞增生并非单一的同质事件，而是一个高度异质过程，在很大程度上取决于 CNS 损伤的严重程度和类型。在变化谱的下端，轻度至中度星形胶质细胞增生将导致细胞肥大和基因表达变化，这些变化可逆并随时间的推移而消退。重度星形胶质细胞增生，如 SCI 后，细胞增殖、瘢痕边界形成和永久性组织重塑，这是许多神经退行性疾病主要的、经过充分研究发现的病理学改变，也是 SCI 的主要特征[16,31,32,35]。

现在，利用转基因和基因组技术，对星形胶质细胞功能和瘢痕边界形成机制有了更多的理解。重度 CNS 损伤发生后，星形胶质细胞分裂并在病变周围形成致密网状结构。形成瘢痕边界的星形胶质细胞不是从 CNS 的其他区域迁移而来，而是源于位于损伤部位和附近的新增殖的星形胶质细胞。目前对此尚存在一些争议，有研究认为形成瘢痕边界的星形胶质细胞来源于位于中央管内的室管膜细胞[36,37]。然而，最近的研究指出，当室管膜未被直接切断时，室管膜细胞对星形胶质细胞瘢痕边界形成的贡献极小[38]。

损伤功能研究表明，星形胶质细胞瘢痕边界形成的作用是封闭了病变区域，以防止炎性反应进一步损害健康组织。预防或减弱星形胶质细胞瘢痕边界形成，将导致炎性反应增加、细胞死亡、脱髓鞘和行为恢复恶化[29,30,35]。然而，这种保护功能长期以来一直被瘢痕边界形成是造成再生失败的关键因素的广受认可的理念所抵消。星形胶质细胞介导抑制的概念最初由于其屏障样外观而被提出，并通过指出星形胶质细胞上调硫酸软骨素蛋白聚糖（可在体外和体内抑制轴突生长）的多份研究报告而得到了进一步传播[16,39]。

最近的证据支持这一理解，即不同于过去的看法，形成瘢痕边界的星形胶质细胞可能并非轴突再生长的主要抑制物。功能研究直接检验了该假设，并报告称形成瘢痕边界的星形胶质细胞的衰减或消融均未导致自发性轴突再生。相反，当内源性神经元生长能力受到刺激并产生了具有化学吸引力的生长因子时，星形胶质细胞瘢痕边界的形成可以认为感觉轴突向无神经元 SCI 病变核心生长提供支持[31]。防止或减弱星形胶质细胞瘢痕边界的形成，也可减弱这种刺激下发生的再生。对于固有轴突，也发现类似的概念同样成立（图 10-1B）[25]，表明形成瘢痕边界的星形胶质细胞的生长支持性质可能对大多数类型的CNS轴突有益。

# 第四节 细胞反应性：纤维化瘢痕形成

对瘢痕的纤维化成分的关注相当少。然而，最近的一些研究强调了纤维化瘢痕具有轴突抑制性质[20,40,41]，他们观察到了纤维化组织以外区域的再生轴突。关于纤维化瘢痕起源和功能的机制信息正在逐渐累积。

CNS 损伤后，来自局部损伤硬膜的成纤维细胞存在巨噬细胞募集，然后迁移至病变部位，在病变部位增殖并形成纤维化瘢痕[42]。纤维化瘢痕的特征是出现了一系列可产生细胞外基质分子的非神经细胞（主要是成纤维细胞谱系细胞、内皮细胞、纤维细胞、周细胞和炎症细胞）。与星形胶质细胞瘢痕边界相似，这种纤维化成分被认为在 CNS 损伤后同时具有保护作用和有害作用。它可保护邻近组织并协助重新封闭血脑屏障[43]。然而，也认为它可抑制轴突生长[27,44]。有研究认为成纤维细胞可表达多种轴突生长抑制物，包括 NG2、磷酸聚糖、肌腱蛋白 -C、semaphorin 3A 和 EphB2。减少纤维化瘢痕的策略，是有益的。

据报告指出，具有微管稳定作用的药理学化合物紫杉醇[45]和埃博霉素 B[46]可减少纤维化瘢痕形成，这与 SCI 后的感觉和血清素能轴突神经支配增强和功能恢复相关[45]。另一项有趣的研究[47]报告称，A 型周细胞瘢痕形成的中度减少可导致细胞外基质沉积减少，并增强皮质脊髓束（CST）和网状脊髓束（RST）在 SCI 内及其周围再生长，从而导致电生理连接和功能恢复增强。这表明在没有促进神经元生长能力的情况下，亦可能实现功能性轴突再生。然而，对纤维化瘢痕的治疗策略需要在轻度至中度衰减之间实现微妙的平衡，因为据报告，过度衰减会导致伤口愈合失败和扩大损伤部位，从而对神经修复和功能恢复产生负面影响[37,47,48]。

# 第五节　神经元异质性：从视神经得到的经验

CNS 神经元的形态、生理学、基因表达和功能不同。此外，不同的神经元亚型表现出的再生反应存在异质性，并具有特殊的激活要求[25,49,50]。全面了解 CNS 神经元的分子结构，对于设计针对性再生策略以操纵其生长至关重要。视网膜神经节细胞（RGC）已得到了广泛研究，在过去几十年中，其机械解剖是一个理想的概念框架，将有益于应用于其他 CNS 神经元。

## 一、存活或死亡

再生之前的神经元，必须首先在轴突切断后存活下来。最初由戴维·阿瓜约（David Aguayo）研究组[51]开展的工作表明，大多数（＞80%）RGC 在轴突切断后死亡，并且至少部分是由于缺乏神经营养支持所致。通过脑源性神经营养因子的外源性递送提高 RGC 存活率[52]，使用某些生长因子增强轴突芽生[53]。随后证实该原则同样适用于皮质脊髓神经元[54,55]和脊髓运动神经元[56,57]，其中，仅特异性生长因子可提高轴突切断后的 RGC 存活率。存活率与神经胞体至轴突切断部位的距离相关，这可能部分解释了为什么大多数 RGC 在视神经挤压后死亡[52]和一些短的固有脊髓神经元在 SCI 后死亡[58]。另有研究认为，长下行固有脊髓[58]、皮质脊髓和红核脊髓神经元[59,60]在脊髓平面切断后存活。尽管一些神经元对特定生长因子具有反应，但这取决于神经胞体中受体的表达水平，且神经元表达特异性受体的程度不同[54]。需要更深入地了解不同细胞类型的生长因子受体表达水平，以制定针对性修复策略（图 10-2）。

单细胞 RNA 测序的最新革命性进展，揭示了视神经[61,62]和脊髓存在多种先前未知的神经元类型[63-65]。目前已鉴定出超过 40 种转录因子不同的 RGC 类型，不同亚型在轴突切断后的存活或死亡能力差异很大。尽管大多数存活的 RGC 是 aRGC，但其中某些亚型也会死亡，表明转录邻近度以外的因素亦对生存能力提供了贡献[61]。尽管存活 RGC 之间的细胞形态和生理学存在一些相关相似性，但并无单一因素可预测其存活率，表明即使在存活的亚型内，它们亦通过不同的机制实现存活。利用生物信息学数据集分析的最新进展可以证明，基于细胞类型对实验扰动的反应能力，对细胞类型进行优先排序可能是具有价值的[66]，及其开发和广泛使用将揭示异质性细胞群体对实验操纵的反应，并将有助于指导制定细胞的特异性修复策略。

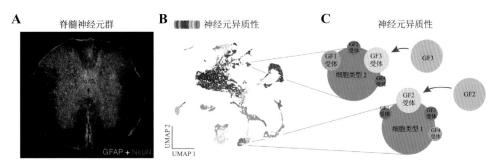

**图 10-2**　神经元异质性和亚型特异性激活要求。（A）显示 GFAP（绿色）和 NeuN（红色）免疫组织化学染色的小鼠脊髓组织横截面上的脊髓神经元群的显微照片；（B）小鼠脊髓神经元单核测序的 UMAP 可视化，描绘了 40 多种转录因子不同的神经元亚型；（C）描绘脊髓内不同神经元如何可能具有特定生长因子（GF）的不同受体以诱导其再生的图示

## 二、影响再生

尽管几种神经营养因子［脑源性神经营养因子、神经胶质源性神经营养因子（GDNF）、睫状神经营养因子（CNTF）和成纤维细胞生长因子-1（FGF-1）］有

助于促进神经元存活，但大多数神经营养因子通常无法促进任何有意义的再生[67]。尽管如此，一些轴突在外周神经移植物中再生[11,68]，表明其维持了有限的生长能力。RGC 在其再生能力方面经历了发育衰退，成人 RGC 在默认条件下不会延伸轴突，但需要嗜神经因子的存在[67,69-71]。目前确定了能否促进一定程度再生的各种因子，包括酵母多糖[67]、血管紧张素 II[72] 及其他因子，这些因子与周围神经移植物结合，进一步促进这种生长。

尽管 RGC 再生的最初成功似乎提示了有很好的前景，但总体再生程度有限[72]。在 SCI 背景下也证明了相似的结果，容许细胞移植和神经营养因子的组合，引发了有限程度的再生[9,49,73,74]。尽管如此，在两种损伤模型和所有类型的神经元中，很清楚的是，需要增加几个数量级才能获得恢复丧失功能所需的具有临床意义的结果。

来自 Zhigang He 实验室的优秀工作者，率先启动了固有神经元生长程序调节因素的发现和应用，已经并继续鉴定出了许多轴突生长的分子调节因子。针对这些内容的深入讨论超出了本综述的范围，因为在其他研究中也进行了讨论[75-77]。简而言之，已报告了除 PTEN[78]、SOCS3[79]、c-myc[80]、DCLK[81] 和 KLF 家族[82] 成员，可稳健地提高视神经挤压伤后 RGC 的再生量，并报告了操纵这些组合可进一步促进这种生长[21,80]。最近的研究已经确定了不同的生长因子组合，如胰岛素样生长因子 -1（IGF-1）、骨桥蛋白（OPN）和 CNTF，作用于相似的分子途径并引发了相似的再生[23-25,50]，这也是最终临床转化的一个关键步骤。

然而，尽管这些操纵能使 RGC 广泛再生，但它们不会同样地作用于所有类型的神经元，并且已经出现了亚型特异性反应[25,50,83]。PTEN 缺失导致轴突切断后 RGC 的存活和再生，但主要限于 aRGC，其仅占总 RGC 群体的 6%[50]。PTEN 通过提高 mTOR 活性而发挥作用，发育后下降。aRGC 天然具有较高的 mTOR 活性水平，这可能部分解释了与其他类型的 RGC 相比，为何其具有稳健的生长反应的原因。生长因子 OPN 和 IGF-1 的强过表达，导致的再生程度与 PTEN 缺失相似，aRGC 选择性表达了这两种生长因子的受体。总之，这些结果表明，调节生长的信号通路在 CNS 神经元中间、甚至在同一类神经元的亚型中间并不一致。找到适当的排列以引发在不同 RGC 亚型中的更为全面的再生反应，需要高度细致地了解调节亚型特异性生长的特定信号通路，且需要通过不同的扰动可能具有的正负效应来加以平衡。例如，转录因子 Sox11 的过表达导致 aRGC 死亡，但导致了非 aRGC 的再生[83]。尽管这还需要在该领域开展更多工作，有趣的是，考虑到目前能够实现再生的神经元数量有限，因此，现在仅实现了理论上可能实现数量的一小部分。

# 第六节　神经元异质性：应用于脊髓损伤

目前应用于 SCI 的最有效调控，最初是从视神经研究中发现的。与眼睛相比，这些操纵在 SCI 的情况下并不那么有效，这可能是由不同的病变病理所引起的。视神经的病变保留了反应性星形胶质细胞连续桥，再生轴突沿着连续桥生长，但是，重度和完全 SCI 病变通常并未保留组织桥，纤维化瘢痕的非支撑性构成了显著的再生屏障。

在 SCI 病变中移植多种细胞，将这些细胞与神经营养因子的递送相结合，导致移植物中的上行轴突和下行轴突的部分生长[49]。与视神经的结果相似，所有神经元的再生程度并不相同，并且还观察到了异质性生长反应。传统的理念是皮质脊髓神经元的再生最困难，而背根神经节神经元和中缝脊（5- 羟色胺能）神经元再生的反应最强。然而，这种想法主要基于自发和相关的生长反应，皮质脊髓轴突显著退缩，而 5- 羟色胺能和感觉轴突仍紧邻病变边界[31]。

难治性再生与响应性再生的概念可能在某种程度上具有误导作用。新出现的证据表明，这一问题更多地在于剖析触发不同神经元亚型的再生程序的适当要求。尽管认为皮质脊髓神经元是最难诱导再生的 CNS 神经元类型，但 PTEN 缺失导致 SCI 后皮质脊髓神经元轴突的稳健再生长[20,22]，但在促进固有脊髓轴突生长方面无效[25]，固有脊髓轴突被认为具有天然的高再生能力[84]。目前，一种可诱导包括皮质脊髓束在内的多个束支的稳健再生长的操纵，是神经干细胞的移植物 [85,86]。这部分再生是通过皮质脊髓神经元转化为胚胎转录状态来实现的 [87]，但并不清楚神经元如何再生的确切机制和移植物分泌何种神经营养因子。

化学吸引和生长因子特异性也被认为是克服再生失败的重要因素。实现固有 [25] 和感觉 [31] 轴突再生到无神经的病变核心，需要存在化学吸引物，并上调内在神经元生长程序。通过 IGF-1、OPN 和 CNTF 过表达激活并通过 GDNF 实现化学吸引的固有脊髓神经元在整个 SCI 病灶中稳健地生长（见图 10-1B），而 5HT 神经元并不能做到这一点 [25]。这表明解决再生的一个主要问题在于找到适合所研究细胞群的因子的正确组合方式（见图 10-2C）。

尽管 SCI 领域在实现再生方面取得了巨大进步，但相对于完整脊髓，再生的标准化百分比仍然不高，原因尚不清楚。一个可能的原因是，与视神经中的 RGC 神经元相似，椎管上和椎管内神经元由异质性细胞混合物组成，可能会对生长因子和转录操纵产生不同的反应。据报告，成年小鼠腰段脊髓中有超过 40 种不同类型的神经元 [64]，这些亚型的生长因子受体水平各不相同（见图 10-2A–C）。利用单细胞技术识别驱动再生的遗传程序，对于发现可用于针对不同神经元亚型的候选分子或生长因子非常重要。

# 第七节　总　结

现有令人信服的证据表明，不同的神经元亚型表现出异质性再生反应，并存在具体的激活要求。尽管目前的神经再生水平令人印象深刻，但其尚未能产生稳定的功能恢复效果。考虑到细胞异质性，当前的策略可能偏向于具有特定转录组学特征的细胞类型。需要更多关于特定神经元群体内生长程序的信息，以克服这种生长障碍。展望未来，更深入、更细致地了解多个 CNS 神经元群体中存在的遗传和功能多样性将很有价值。这将使得研究人员能够创建定制具有特异细胞类型的再生干预措施，这些干预有可能恢复 SCI 丧失的功能。

## 临床治疗要点

- 刺激跨病变部位轴突再生长的生物修复策略是重度 SCI 后恢复的关键。

- 目前，对于 SCI 人类患者，尚无此类策略。

- 不同类型神经元实现再生的具体条件不同，针对这些再生条件的深入研究，对于促进重度 SCI 后的功能恢复是必要的。

### 致谢

作者感谢马蒂厄·戈蒂埃（Matthieu Gautier）的图形设计，感谢约丹·斯奎尔（Jordan Squair）的有价值的讨论。

### 披露

M.A.A 获得了 SNF Ambizione 奖学金（PZ00P3_185728）和 ALARME 基金会（531066）的支持。

# 参考文献

1. Asboth L, Friedli L, Beauparlant J, et al. Cortico-reticulo-spinal circuit reorganization enables functional recovery after severe spinal cord contusion. Nat Neurosci 2018;21(4):576–588.

2. van den Brand R, Heutschi J, Barraud Q, et al. Restoring voluntary control of locomotion after paralyzing spinal cord injury. Science 2012;336(6085):1182–1185.

3. Courtine G, Gerasimenko Y, van den Brand R, et al. Transformation of nonfunctional spinal circuits into functional states after the loss of brain input. Nat Neurosci 2009;12(10):1333–1342.

4. Harkema S, Gerasimenko Y, Hodes J, et al. Effect of epidural stimulation of the lumbosacral spinal cord on voluntary movement, standing, and assisted stepping after

motor complete paraplegia: a case study. Lancet 2011;377(9781):1938–1947.

5. Angeli CA, Boakye M, Morton RA, et al. Recovery of over-ground walking after chronic motor complete spinal cord injury. N Engl J Med 2018;379(13): 1244–1250.

6. Angeli CA, Edgerton VR, Gerasimenko YP, et al. Altering spinal cord excitability enables voluntary movements after chronic complete paralysis in humans. Brain 2014;137(Pt 5):1394–1409.

7. Wagner FB, Mignardot J-B, Le Goff-Mignardot CG, et al. Targeted neurotechnology restores walking in humans with spinal cord injury. Nature 2018; 563(7729):65–71.

8. Gill ML, Grahn PJ, Calvert JS, et al. Neuromodulation of lumbosacral spinal networks enables independent stepping after complete paraplegia. Nat Med 2018. https://doi. org/10.1038/s41591-018-0175-7.

9. David S, Aguayo AJ. Axonal elongation into peripheral nervous system "bridges" after central nervous system injury in adult rats. Science 1981; 214(4523):931–933.

10. Benfey M, Aguayo AJ. Extensive elongation of axons from rat brain into peripheral nerve grafts. Nature 1982;296(5853):150–152.

11. Richardson PM, McGuinness UM, Aguayo AJ. Axons from CNS neurons regenerate into PNS grafts. Nature 1980;284(5753):264–265.

12. Gonzenbach RR, Schwab ME. Disinhibition of neurite growth to repair the injured adult CNS: focusing on Nogo. Cell Mol Life Sci 2008;65(1):161–176.

13. Schwab ME, Caroni P. Antibody against myelinassociated inhibitor of neurite growth neutralizes nonpermissive substrate properties of CNS white matter. Neuron 2008;60(3):404–405.

14. Schnell L, Schwab ME. Axonal regeneration in the rat spinal cord produced by an antibody against myelin-associated neurite growth inhibitors. Nature 1990;343(6255):269–272.

15. Zheng B, Atwal J, Ho C, et al. Genetic deletion of the Nogo receptor does not reduce neurite inhibition in vitro or promote corticospinal tract regeneration in vivo. Proc Natl Acad Sci USA 2005;102(4): 1205–1210.

16. Silver J, Miller JH. Regeneration beyond the glial scar. Nat Rev Neurosci 2004;5(2):146–156.

17. Bradbury EJ, Moon LDF, Popat RJ, et al. Chondroitinase ABC promotes functional recovery after spinal cord injury. Nature 2002;416(6881):636–640.

18. Lang BT, Cregg JM, DePaul MA, et al. Modulation of the proteoglycan receptor PTPsigma promotes recovery after spinal cord injury. Nature 2015; 518(7539):404–408.

19. Bartus K, James ND, Didangelos A, et al. Largescale chondroitin sulfate proteoglycan digestion with chondroitinase gene therapy leads to reduced pathology and modulates macrophage phenotype following spinal cord contusion injury. J Neurosci 2014;34(14):4822–4836.

20. Zukor K, Belin S, Wang C, et al. Short hairpin RNA against PTEN enhances regenerative growth of corticospinal tract axons after spinal cord injury. J Neurosci 2013;33(39):15350–15361.

21. Sun F, Park KK, Belin S, et al. Sustained axon regeneration induced by co-deletion of PTEN and SOCS3. Nature 2011;480(7377):372–375.

22. Liu K, Lu Y, Lee JK, et al. PTEN deletion enhances the regenerative ability of adult corticospinal neurons. Nat Neurosci 2010;13(9):1075–1081.

23. Bei F, Lee HHC, Liu X, et al. Restoration of visual function by enhancing conduction in regenerated axons. Cell 2016;164(1–2):219–232.

24. Liu Y, Wang X, Li W, et al. A sensitized IGF1 treatment restores corticospinal axon-dependent functions. Neuron 2017;95(4):817–833.e4.

25. Anderson MA, O'Shea TM, Burda JE, et al. Required growth facilitators propel axon regeneration across complete spinal cord injury. Nature 2018; 561(7723):396–400.

26. Squair JW, Tigchelaar S, Moon K-M, et al. Integrated systems analysis reveals conserved gene networks underlying response to spinal cord injury. Elife 2018;7. https://doi.org/10.7554/eLife.39188.

27. Burda JE, Sofroniew MV. Reactive gliosis and the multicellular response to CNS damage and disease. Neuron 2014;81(2):229–248.

28. Fernandez-Klett F, Priller J. The fibrotic scar in neurological disorders. Brain Pathol 2014;24(4):404–413.

29. Faulkner JR, Herrmann JE, Woo MJ, et al. Reactive astrocytes protect tissue and

preserve function after spinal cord injury. J Neurosci 2004;24(9):2143–2155.

30. Herrmann JE, Imura T, Song B, et al. STAT3 is a critical regulator of astrogliosis and scar formation after spinal cord injury. J Neurosci 2008;28(28):7231–7243.

31. Anderson MA, Burda JE, Ren Y, et al. Astrocyte scar formation aids central nervous system axon regeneration. Nature 2016;532(7598):195–200.

32. Sofroniew MV. Dissecting spinal cord regeneration. Nature 2018;557(7705):343–350.

33. O'Shea TM, Burda JE, Sofroniew MV. Cell biology of spinal cord injury and repair. J Clin Invest 2017; 127(9):3259–3270.

34. Anderson MA, Ao Y, Sofroniew MV. Heterogeneity of reactive astrocytes. Neurosci Lett 2014;565:23–29.

35. Wanner IB, Anderson MA, Song B, et al. Glial scar borders are formed by newly proliferated, elongated astrocytes that interact to corral inflammatory and fibrotic cells via STAT3-dependent mechanisms after spinal cord injury. J Neurosci 2013;33(31):12870–12886.

36. Meletis K, Barnabé-Heider F, Carlén M, et al. Spinal cord injury reveals multilineage differentiation of ependymal cells. PLoS Biol 2008;6(7):e182.

37. Sabelström H, Stenudd M, Réu P, et al. Resident neural stem cells restrict tissue damage and neuronal loss after spinal cord injury in mice. Science 2013;342(6158):637–640.

38. Ren Y, Ao Y, O'Shea TM, et al. Ependymal cell contribution to scar formation after spinal cord injury is minimal, local and dependent on direct ependymal injury. Sci Rep 2017;7:41122.

39. Davies SJ, Fitch MT, Memberg SP, et al. Regeneration of adult axons in white matter tracts of the central nervous system. Nature 1997;390(6661): 680–683.

40. Schreiber J, Schachner M, Schumacher U, et al. Extracellular matrix alterations, accelerated leukocyte infiltration and enhanced axonal sprouting after spinal cord hemisection in tenascin-C-deficient mice. Acta Histochem 2013;115(8):865–878.

41. Soderblom C, Luo X, Blumenthal E, et al. Perivascular fibroblasts form the fibrotic scar after contusive spinal cord injury. J Neurosci 2013;33(34):13882–13887.

42. Zhu Y, Soderblom C, Krishnan V, et al. Hematogenous macrophage depletion reduces

the fibrotic scar and increases axonal growth after spinal cord injury. Neurobiol Dis 2015;74:114–125.

43. Kawano H, Kimura-Kuroda J, Komuta Y, et al. Role of the lesion scar in the response to damage and repair of the central nervous system. Cell Tissue Res 2012;349(1):169–180.

44. Hermanns S, Klapka N, Gasis M, et al. The collagenous wound healing scar in the injured central nervous system inhibits axonal regeneration. Adv Exp Med Biol 2006;557:177–190.

45. Hellal F, Hurtado A, Ruschel J, et al. Microtubule stabilization reduces scarring and causes axon regeneration after spinal cord injury. Science 2011;331(6019):928–931.

46. Ruschel J, Hellal F, Flynn KC, et al. Axonal regeneration. Systemic administration of epothilone Bpromotes axon regeneration after spinal cord injury. Science 2015;348(6232):347–352.

47. Dias DO, Kim H, Holl D, et al. Reducing pericytederived scarring promotes recovery after spinal cord injury. Cell 2018;173(1):153–165.e22.

48. Göritz C, Dias DO, Tomilin N, et al. A pericyte origin of spinal cord scar tissue. Science 2011;333(6039): 238–242.

49. Assinck P, Duncan GJ, Hilton BJ, et al. Cell transplantation therapy for spinal cord injury. Nat Neurosci 2017;20(5):637–647.

50. Duan X, Qiao M, Bei F, et al. Subtype-specific regeneration of retinal ganglion cells following axotomy: effects of osteopontin and mTOR signaling. Neuron 2015;85(6):1244–1256.

51. Villegas-Pérez MP, Vidal-Sanz M, Bray GM, et al. Influences of peripheral nerve grafts on the survival and regrowth of axotomized retinal ganglion cells in adult rats. J Neurosci 1988;8(1):265–280.

52. Mansour-Robaey S, Clarke DB, Wang YC, et al. Effects of ocular injury and administration of brainderived neurotrophic factor on survival and regrowth of axotomized retinal ganglion cells. Proc Natl Acad Sci USA 1994;91(5):1632–1636.

53. Sawai H, Clarke DB, Kittlerova P, et al. Brain-derived neurotrophic factor and neurotrophin-4/5 stimulate growth of axonal branches from regenerating retinal

ganglion cells. J Neurosci 1996;16(12):3887–3894.

54. Giehl KM, Tetzlaff W. BDNF and NT-3, but not NGF, prevent axotomy-induced death of rat corticospinal neurons in vivo. Eur J Neurosci 1996;8(6):1167–1175.

55. Hollis ER 2nd, Lu P, Blesch A, et al. IGF-I gene delivery promotes corticospinal neuronal survival but not regeneration after adult CNS injury. Exp Neurol 2009;215(1):53–59.

56. Sendtner M, Kreutzberg GW, Thoenen H. Ciliary neurotrophic factor prevents the degeneration of motor neurons after axotomy. Nature 1990; 345(6274):440–441.

57. Sendtner M, Holtmann B, Kolbeck R, et al. Brainderived neurotrophic factor prevents the death of motoneurons in newborn rats after nerve section. Nature 1992;360(6406):757–759.

58. Conta Steencken AC, Smirnov I, Stelzner DJ. Cell survival or cell death: differential vulnerability of long descending and thoracic propriospinal neurons to low thoracic axotomy in the adult rat. Neuroscience 2011;194:359–371.

59. McBride RL, Feringa ER, Garver MK, et al. Prelabeled red nucleus and sensorimotor cortex neurons of the rat survive 10 and 20 weeks after spinal cord transection. J Neuropathol Exp Neurol 1989;48(5): 568–576.

60. Merline M, Kalil K. Cell death of corticospinal neurons is induced by axotomy before but not after innervation of spinal targets. J Comp Neurol 1990; 296(3):506–516.

61. Tran NM, Shekhar K, Whitney IE, et al. Single-cell profiles of retinal ganglion cells differing in resilience to injury reveal neuroprotective genes. Neuron 2019;104(6):1039–1055.e12.

62. Shekhar K, Lapan SW, Whitney IE, et al. Comprehensive classification of retinal bipolar neurons by single-cell transcriptomics. Cell 2016;166(5): 1308–1323.e30.

63. Haring M, Zeisel A, Hochgerner H, et al. Neuronal atlas of the dorsal horn defines its architecture and links sensory input to transcriptional cell types. Nat Neurosci 2018;21(6):869–880.

64. Sathyamurthy A, Johnson KR, Matson KJE, et al. Massively parallel single nucleus transcriptional profiling defines spinal cord neurons and their activity during behavior. Cell Rep 2018;22(8):2216–2225.

65. Zeisel A, Hochgerner H, Lonnerberg P, et al. Molecular architecture of the mouse nervous system. Cell 2018;174(4):999–1014.e22.

66. Skinnider MA, Squair JW, Kathe C, et al. Cell type prioritization in single-cell data. Nat Biotechnol 2020. https://doi.org/10.1038/s41587-020-0605-1.

67. Yin Y, Cui Q, Li Y, et al. Macrophage-derived factors stimulate optic nerve regeneration. J Neurosci 2003; 23(6):2284–2293.

68. Aguayo AJ, Rasminsky M, Bray GM, et al. Degenerative and regenerative responses of injured neurons in the central nervous system of adult mammals. Philos Trans R Soc Lond B Biol Sci 1991; 331(1261):337–343.

69. Goldberg JL, Espinosa JS, Xu Y, et al. Retinal ganglion cells do not extend axons by default: promotion by neurotrophic signaling and electrical activity. Neuron 2002;33(5):689–702.

70. Goldberg JL, Barres BA. The relationship between neuronal survival and regeneration. Annu Rev Neurosci 2000;23:579–612.

71. Shen S, Wiemelt AP, McMorris FA, et al. Retinal ganglion cells lose trophic responsiveness after axotomy. Neuron 1999;23(2):285–295.

72. Lucius R, Gallinat S, Rosenstiel P, et al. The angiotensin II type 2 (AT2) receptor promotes axonal regeneration in the optic nerve of adult rats. J Exp Med 1998;188(4):661–670.

73. Alto LT, Havton LA, Conner JM, et al. Chemotropic guidance facilitates axonal regeneration and synapse formation after spinal cord injury. Nat Neurosci 2009;12(9):1106–1113.

74. Deng L-X, Deng P, Ruan Y, et al. A novel growth-promoting pathway formed by GDNF-overexpressingSchwann cells promotes propriospinal axonal regeneration, synapse formation, and partial recovery of function after spinal cord injury. J Neurosci 2013;33(13):5655–5667.

75. He Z, Jin Y. Intrinsic control of axon regeneration. Neuron 2016;90(3):437–451.

76. Mahar M, Cavalli V. Intrinsic mechanisms of neuronal axon regeneration. Nat Rev Neurosci 2018;19(6):323–337.

77. Liu K, Tedeschi A, Park KK, et al. Neuronal intrinsic mechanisms of axon

regeneration. Annu Rev Neurosci 2011;34:131–152.

78. Park KK, Liu K, Hu Y, et al. Promoting axon regeneration in the adult CNS by modulation of the PTEN/ mTOR pathway. Science 2008;322(5903):963–966.

79. Smith PD, Sun F, Park KK, et al. SOCS3 deletion promotes optic nerve regeneration in vivo. Neuron 2009;64(5):617–623.

80. Belin S, Nawabi H, Wang C, et al. Injury-induced decline of intrinsic regenerative ability revealed by quantitative proteomics. Neuron 2015;86(4):1000–1014.

81. Nawabi H, Belin S, Cartoni R, et al. Doublecortin-like kinases promote neuronal survival and induce growth cone reformation via distinct mechanisms. Neuron 2015;88. https://doi.org/10.1016/j.neuron. 2015.10.005.

82. Moore DL, Blackmore MG, Hu Y, et al. KLF family members regulate intrinsic axon regeneration ability. Science 2009;326(5950):298–301.

83. Norsworthy MW, Bei F, Kawaguchi R, et al. Sox11 expression promotes regeneration of some retinal ganglion cell types but kills others. Neuron 2017; 94(6):1112–1120.e4.

84. Fenrich KK, Rose PK. Spinal interneuron axons spontaneously regenerate after spinal cord injury in the adult feline. J Neurosci 2009;29(39): 12145–12158.

85. Lu P, Wang Y, Graham L, et al. Long-distance growth and connectivity of neural stem cells after severe spinal cord injury. Cell 2012;150(6):1264–1273.

86. Kadoya K, Lu P, Nguyen K, et al. Spinal cord reconstitution with homologous neural grafts enables robust corticospinal regeneration. Nat Med 2016; 22(5):479–487.

87. Poplawski GHD, Kawaguchi R, Van Niekerk E, et al. Injured adult neurons regress to an embryonic transcriptional growth state. Nature 2020;581(7806):77–82.

# 第十一章 脊髓损伤的脑机接口、神经调控和神经康复策略

亚恩·卡希加斯，医学博士；阿迪蒂亚·维丹坦，医学博士

## 关键词
- 神经调控，神经接口，脑机接口，神经康复，神经可塑性

## 要点
- 在使用脑机接口、神经调控和神经康复策略帮助恢复脊髓损伤（SCI）后的功能方面，目前已经取得了重大进展。
- 许多脑机接口（神经旁路）旨在将皮质信号转化为外周运动反应，实际上绕过了脊髓病变。
- 神经调控策略的目的为募集残余功能性脊髓/脊髓上回路和（或）增强神经系统内的新神经元连接的形成。
- 神经康复策略已被证明可改善不完全 SCI 患者的神经功能，并可改善与生活质量相关的心血管和代谢功能。

# 第一节 引 言

在过去的几十年中，急性脊髓损伤（SCI）后的生存率大幅提高，同时，预期寿命也有相应的延长[1,2]，使得功能恢复成为当前研究的焦点，以最大限度地提高社区独立自主性。已经探索了许多不同的治疗方式，以改善慢性 SCI 患者的结局。本文回顾了脑机接口、神经调控和神经康复在 SCI 患者功能恢复方面的一些最新进展（图 11-1）。

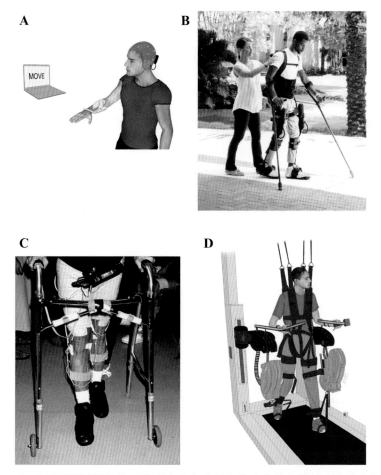

图 11-1 （A）当颈部脊髓损伤伴四肢瘫痪的患者考虑移动优势上肢时，由头皮脑电图检测到的相关事件去同步驱动脑机接口，并用于触发优势右上肢的功能性电刺激，如甘特（Gant）及其同事所述[23]；（B）胸部 SCI 患者在外骨骼辅助下行走；（C）不完全 SCI 患者在助行器的帮助下，使用功能性电刺激下肢肌肉行走；（D）用于 SCI 患者的机器人辅助负重跑步机训练，以促进高强度训练。（照片由来自迈阿密治疗瘫痪项目的 Dr. Jennifer Maher、Dr. Mark S. Nash 和 Robert Camarena 提供）

# 第二节　脑机接口

开展神经接口研究的一个强烈动机是需要恢复美国 540 多万患有各种神经系统疾病和中枢及周围神经系统疾病的患者的沟通和控制能力，如卒中（33.7%）、脊髓损伤（27.3%）和导致瘫痪的多发性硬化症（18.6%）[3-8]。长期使用康复神经假体可以显著提高瘫痪个体的生活质量，可恢复非功能性肢体的功能，替代缺失的肢体，并启用新的直接神经交流模式[3,6]。

在过去 20 年中，脑机接口（BCI）成功用于上肢控制（包括伸手和抓握）的例数激增[9-14]。然而，目前用于四肢瘫痪的植入式神经旁路系统要求患者持续连接外部电源和记录硬件，从而将其应用限制在实验室环境中[9,11,15]。此外，解码算法通常依赖于单个神经元活动[10,12,14]，且随着时间的推移，在动物和人体中的记录质量呈下降趋势[16]。受到此类观察结果的驱动，研究者试图开发依赖于非有创性地获取头皮记录的脑电图（EEG）信号的算法[17-20]。然而，这些信号的信噪比较低，因此容易受到伪像的污染。

进一步的研究依赖于从脑表面记录的更为稳定的脑皮层电图（ECoG）信号[19]。迄今为止，由于 ECoG 的临床适应证（例如癫痫发作标测），这些后期尝试目前仅限于临时植入[19]。贾斯珀（Jasper）和彭菲尔德（Penfield）[21] 在 1949 年首次注意到手部连续运动，以阻断 ECoG 测量的中央前和中央后手区的 β 节律[21]。有趣的是，这些被称为事件相关去同步化（ERD）的 β- 节律降低，也在肢体想象运动期间观察到。最近，由 ERD 触发的完全植入的基于 ECoG 的 BCI，成功允许肌萎缩侧索硬化（ALS）患者通过打字进行交流[22]。因此，ERD 以及 EEG 和 ECoG 的其他频率特征处于当前研究的前沿，可用于各种终端器官，从控制计算机屏幕上的光标[18] 到移动麻痹的肌肉[23]，这一切并不奇怪。

利用双侧无线 64 通道硬膜外电极从上肢感觉运动皮层记录的表面活动，已用于促进 $C_4$ 美国脊髓损伤协会损伤量表（AIS）A SCI 患者的运动。在 24 个月试验期间，使用自适应解码算法将命令发送到虚拟化身或外骨骼。试验期间，受试者能够在长达 7 周内无需重新校准的情况下，同时控制四肢神经假体外骨骼的激活（高达 8 个自由度）[24]。植入式回路的计算能力持续改善，表明可能在短期内出现更复杂的 BCI。

# 第三节　神经调控

## 一、脊髓损伤后的神经调控

神经调控利用电刺激来改变中枢和外周神经系统的神经元活动。SCI 中的神经调控策略的目标是募集残余功能性脊髓 / 脊髓上回路以改善功能，和（或）增强神经系统内的新神经元连接的形成以替代受损的网络。对动物脊髓回路的深入了解使得神经调控得以转化，辅助 SCI 后的神经得以康复。

### （一）科学依据

中枢神经系统在损伤后表现出结构和功能变化。动物研究显示，SCI 后，在得以保留的神经纤维中自发形成了新的神经回路 [25-27]。已证明不完全颈椎 SCI 后得以保留的皮质脊髓连接对自发运动恢复至关重要 [28]。脑干网状轴突的皮质输入也有助于不完全 SCI 后后肢功能的恢复 [25]。SCI 后，椎管内神经回路和运动神经元发生了适应不良变化（即痉挛状态增多、神经胶质增生）和阳性功能变化（即神经元跨损伤部位迁移），进一步提示了损伤后沿神经轴突的神经可塑性 [26]。该信息为 SCI 后中枢神经系统内在的可调控性提供了证据。

脑深部电刺激、脊髓刺激、硬膜外电刺激、功能性电刺激和周围神经刺激是在 SCI 背景下进行了探索的神经调控类型。这些方式可刺激下行神经元纤维、保留运动神经元和神经元间回路 [29]。针对这些靶点的重复刺激可产生功能性重组，从而导致再生和新的神经元连接 [30]。构成身体康复的基础的基于活动的神经可塑性可与神经电调控结合使用，以增强运动功能的增益 [31,32]。通过结合这两种互补技术诱导神经可塑性，是目前脊髓神经调控中最成功的方法。越来越多的证据表明，与单独应用相比，联合使用脑机接口、神经调控和神经康复的多模态技术，可能具有增强的效果 [33]。

### （二）硬膜外脊髓刺激

最初使用在后硬膜外腔手术植入电极进行硬膜外脊髓刺激（SCS），以治疗慢性疼痛。早期研究者扩展了硬膜外 SCS 的使用，并注意到多发性硬化症患者的痉挛状态、膀胱功能和运动功能获得了相当大的改善[34]。在 SCI 受试者中开展的硬膜外 SCS 研究发现，在损伤平面以下实施的刺激改善了痉挛状态，在某些情况下改善了运动恢复[35,36]，其改善程度大于损伤平面以上实施的刺激[31,37]。已证明在圆锥区（$L_1$~$L_2$）实施的硬膜外 SCS 可控制慢性 SCI 患者的严重痉挛[38]。不完全 SCI 患者可能较完全 SCI 患者的获益更多[37]。在一些接受硬膜外 SCS 的患者中，观察到了运动单位活动提高，提示除了减少痉挛外，刺激还可以改善运动功能[39]。

### （三）作用机制

腰椎 SCS 中的主要靶点是感觉后根，大纤维和中等纤维传入神经来自于下肢，主要在后柱上行[40,41]。本体感受传入和肌梭反馈对于 SCI 后的运动恢复至关重要[27,42]。腰椎硬膜外 SCS 除了通过椎管内单突触和多突触回路激发脊髓中间神经元和运动神经元外，还可激活这些传入神经[43]。在不完全 SCI 中，还有研究认为刺激后柱可产生顺向信号，影响腰椎管内回路的脑干控制（通过网状脊髓通路）。假设这些机制有助于增强自发运动活动并改善自主控制。

硬膜外 SCS 通过增强椎管内神经回路的兴奋状态发挥对复杂下肢运动的影响[35]。强化运动训练增强了腰椎运动回路的兴奋性，业已证明可改善功能性椎管内神经连接[44]。在大鼠 SCI 模型中，腰椎硬膜外 SCS 结合运动训练，通过激活此前处于沉默状态的跨病变的轴突投射，改善了后肢运动功能[45]。重要的是，受伤动物主动启动后肢运动对于腰椎硬膜外 SCS 诱导的神经可塑性至关重要[46]。已将动物 SCI 模型用于更好地了解诱导步态和运动所需的腰椎硬膜外 SCS 的结构[46]。步态和刺激期间腿部肌肉的实时肌电图记录已被用于进一步细化腰椎硬膜外 SCS（从强直刺激提升至特定时空激活），促进损伤后运动的更快改善[47]。时空腰椎硬膜外 SCS 可与颅内微电极阵列结合，以解码负责步态的运动皮层信号。这些实验最终结果是开发一种能够解码颅内运动皮层信号、可绕过病变并产生特定的腰椎硬膜外 SCS 的无线系统，以在灵长类动物 SCI 后恢复运动[48]。

最近开发了一种新型的可逆性、无痛性截瘫模型，希望其他实验室更容易利用非人灵长类动物进行器械开发，希望证明某些旁路 BCI 器械在灵长类动物中的有效性，而无需诱导永久性 SCI[49]。

## 二、临床疗效

首次报告了 1 例慢性运动完全 $T_1$ SCI 患者在接受腰椎硬膜外 SCS 后，自主运动活动获得改善。患者在圆锥区接受了 16 电极阵列的手术放置。强直性硬膜外刺激结合强化运动训练，能够诱导自主腿部运动，并有助于负重、站立和步行[36]。同一团队在另外 3 例慢性 SCI 患者中重复了该实验，结果表明针对腰骶网络的神经调控能够恢复自主腿部运动。强化康复进一步改善了硬膜外 SCS 的增益，使得 SCI 患者能够在短期内、在完全负重的情况下独自站立[35]。这些研究显著为 SCI 后的慢性瘫痪肢体运动的再激活提供了证据。

硬膜外 SCS 还可改善 SCI 患者的其他神经功能缺陷，例如膀胱自主功能[50]、血压[51]、性功能[52] 和身体体质[53]。目前的证据支持以下理论，即最有可能通过硬膜外圆锥刺激获得改善的患者发生了不完全或假性完全 SCI[54]（即临床上诊断为完全 SCI，但存在横跨病变的解剖完整纤维的证据）且具有完整的脊髓圆锥，因为将这种疗法应用于不具有这些特征的患者的尝试，均不太成功[55]。

与强直性刺激相比，时空硬膜外刺激可产生与步态相关的特定腿部运动。该技术涉及识别在特定步态阶段处于活跃状态的脊髓区域。惯性传感器的闭环系统识别参与者的步态相位，然后再将电脉冲与相应的肌肉群同步。这种类型的刺激似乎优于连续硬膜外 SCS，并能够实现下地行走[56]。与康复计划结合，SCI 参与者在使用和不使用硬膜外 SCS，前者步行和自主腿部运动显著改善[57]。开发用于时空硬膜外 SCS 的闭环系统，是促进 SCI 患者在家庭环境中使用神经调节的一个进步。

### （一）经皮脊髓刺激

作为激活局部脊髓回路的一种微创技术，正在探索经皮脊髓刺激。将电极放置在皮肤上，直流刺激用于神经调控。刺激方案包括具有高频脉冲的双相和单相电流。大多数研究使用接近参与者耐受阈值的高强度电流[58]。与硬膜外 SCS 类似，经皮 SCS 通过后根作用于本体感觉通路[59]。经皮 SCS 可以同时调节上肢和下肢功能。经皮 SCS 结合训练，可在慢性不完全颈椎 SCI[60] 后产生双手功能的持续增益，并已证明可在下肢中产生自主步幅[61]。大规模病例和少量病例的不完全 SCI 患者，除了采用经皮 SCS 外，还采用了训练模式[58]。经皮 SCS 增强了相应肌肉的肌电图活动，并增强了自主运动控制和躯干稳定性[61,62]。市售皮肤电极较硬膜外 SCS 更容易设置，且成本更低。经皮 SCS 的局限性包括刺激引起的感觉不良反应以及缺乏激活特定肌肉群的精细时空刺激。

**（二）经颅磁刺激**

在临床完全 SCI 受试者中开展的研究显示，有证据表明整个病变区域的解剖和功能连接得以保留[63,64]。在一项研究中，超过一半的 AIS A 和 B SCI 受试者显示，在神经功能损伤平面以下支配的肌肉中，意志肌电图反应得以保留[65]。即使是在损伤后 1~5 年，一小部分患者在完全 SCI 后仍表现出了神经功能改善[66]。通过经颅磁刺激诱导运动是基于 SCI 平面以上的神经连接保留完好的前提下。经颅磁刺激（TMS）使磁场在皮层中产生电反应，较之电刺激的疼痛更轻。皮质脊髓神经元的直接激活以及这些神经元的间接突触刺激，可沿皮质脊髓束产生信号[67]。在运动皮质上重复 TMS 可使皮层激活产生运动。这些效应取决于磁刺激的持续时间、磁场方向和皮层兴奋性[68-70]。基于自主任务的运动活动增强了皮层兴奋性，并可通过 TMS 增强皮层刺激[70]。在 SCI 患者中，当与基于任务的手部活动结合时，TMS 可以改善抓握强度[71]。当与周围神经刺激配合使用时，TMS 可调节皮质脊髓纤维和前角细胞之间的突触传递。业已证明该过程可增强接受 TMS 的四肢瘫痪患者的手部功能[72]。其他研究表明，与运动训练结合时，TMS 可改善不完全 SCI 患者的行走能力[73]，表明 TMS 对皮质脊髓可塑性具有积极作用。TMS 是康复和培训方案中具有前景的辅助手段。

### 三、面临的挑战和今后的研究领域

尽管结果令人鼓舞，但 SCI 的神经调控仍然面临着几个挑战[74]。一些方法（如硬膜外 SCS）包括完全植入式组件，参与者可在其家庭环境中使用。但是，椎管上回路的技术（如 TMS）需要非便携式、专业且昂贵的外部机器以及用户具备一定专业知识。与腰椎硬膜外电极进行通信的无线皮质植入物[75]的临床转化，将进一步推动 SCI 神经调控的治疗发展。目前，这些技术的作用机制尚未完全阐明，需要更好地了解脊髓神经可塑性，以优化刺激范式。如前所述，大多数研究仅限于小型病例系列和病例报告，有待开展大规模临床试验以验证早期的积极结果。此外，还需要解决长期持久性和成本问题，以最大限度地为 SCI 患者提供采用该技术的机会。

## 第四节　神经康复

SCI 最常见的神经康复干预措施包括功能性电刺激、高强度重复运动训练、使用机器人外骨骼以辅助物理疗法，以及利用同步神经调控和强化物理疗法的联合治疗[76]。虽然对每种神经康复方法的详细描述超出了本文的范围，但我们回顾了一些最广泛使用的技术。

### 一、功能性电刺激

功能性电刺激（FES）包括将小电极应用于麻痹的肌肉，通过向这些肌肉输送电脉冲以帮助恢复或改善功能。在完全或不完全 SCI 患者中，现有证据表明 FES 诱导了脊髓内负责运动的中心模式发生器激活。在针对 FES 的反应中观察到踏步反射增强[36,77,78]。此外，一些定期接受 FES 治疗的患者显示出了 AIS 运动和感觉评分改善[79]和痉挛状态降低[80]。

除了观察到 FES 治疗带来的神经生理变化外，总体健康指标也显示出显著的积极改善。这些改善往往更为直接，并且可以显著改善生活质量[81]。经过最充分研究，FES 的作用是后续改善肌肉大小、力量和组成，总体改善氧化能力[81]和抗疲劳性[82]。还报告了 FES 治疗带来了骨量损失的恢复，尤其是在下肢[83]。此外，在 SCI 患者中也显示了心血管调节和代谢功能的改善（即胰岛素抵抗降低[84]和脂肪组织减少[85]）。

## 二、高强度、高容量针对性培训

最近的 SCI 康复集中于高强度、高容量、重复训练，改善了完全 SCI 患者和不完全 SCI 患者的症状[86]。基于理解运动损伤或完全横断后的强化训练可以实现运动激活，开发了基于活动的恢复治疗等方法[87-93]。这项工作基于以下理论，即 SCI 后的运动可以通过重复训练结合模拟中央模式发生器（CPG）保留运动功能，运动反射通路在没有低于损伤平面的脑输入指令的情况下独立运行[86,92,93]。吉利尼尔（Grillner）和其他人的研究探索了 CPG 的潜在功能，表明脊髓切断猫可以适应站立、达到完全后肢负重力，并在接受强化身体训练的跑步机上以不同速度实现运动[89,93,94]。负重活动是 SCI 后康复的重要组成部分，因为哈尔凯马（Harkema）和同事已经证明了运动会增强损伤后的自发性髋关节伸肌活动[92,94]。然而，完全 SCI 患者的康复更复杂，迄今为止，强化运动训练基本上未能带来任何临床获益[92,95,96]。

## 三、外骨骼在脊髓损伤中的应用

外骨骼在急性期康复和长期日常活动中的应用，代表了实现中枢神经系统再生和修复的复杂生物学过程的一种新方法，在 SCI 治疗的许多领域取得了进展。我们目前对伴随 SCI 后肌肉萎缩的快速过程（尤其是在完全 SCI 的背景下）的机制尚不明确[97,98]。因此，尽管在急性 SCI 期间非常有益，但是，SCI 患者甚至达不到很轻的康复任务所需的力量，最终限制了康复效果，无论有或没有矫形器或轮椅的情况下消耗了患者大量的能量，并且可显著影响患者的 ADL[99]。外骨骼已成为解决负重支持跑步机训练存在的一些局限性的方法，通常用于恢复 SCI 后的行走能力，但受到患者和治疗师疲劳的明显限制 [100]。使用被动或主动机器人外骨骼，通过支撑虚弱的稳定器肌肉来提高做功效率，增加可持续的工作负荷，以及减少患者和治疗师的能量消耗。主动机器人外骨骼使用外部电池源，支撑存在受伤风险的关节，符合人体工程学，设计效率更高 [101]。

最近，格拉斯穆克（Grasmücke）及其同事实现了混合辅助肢体外骨骼（Hal, Cyberdyne Inc, Japan），它使用不完全 SCI 佩戴者的肌电图刺激作为动力外骨骼内的步态和肢体辅助的冲动。基于其经验报告，激励患者可以使用该器械进行有效训练以改善 ADL [102,103]。尽管 Hal 或任何其他外骨骼均非日常行走的永久替代品，但是，这些外骨骼技术和效率的进步正在逐步改善 SCI 患者的生活。目前有许多基于跑步机的外骨骼和完全移动的外骨骼正在进行临床试验，可能会在不久的将来改变慢性 SCI 患者在医院内和院外接受治疗的方式。尽管每种外骨骼和研究方案之间存在细微差别，但是，这些外骨骼试验的结果通常有助于患者改善心肺功能和肌肉生理机能，并可能改善步行的能力 [100,104,105]。

# 第五节　总　结

恢复 SCI 患者运动功能和生活独立的努力，推动了神经调控、神经康复和脑机接口的发展。越来越多的证据表明，与单独使用某种技术相比，这些技术的组合可能会产生更好的结局。需要开展大规模的临床试验来确定产生最佳结局的不同干预措施之间的最佳组合，这可能在很大程度上取决于每例患者的残余神经功能水平。然而，慢性 SCI 的持续改善（先前认为不可能）增大了 SCI 患者功能和生活质量获得显著改善的可能性。

## 临床治疗要点

- 已经开发了脑机接口、神经调控和神经康复方法，以有助于 SCI 后的运动功能并恢复功能独立性。

- 即使运动功能未获得改善，通过神经康复实现的心血管和代谢功能的适度改善，也可显著改善生活质量。

- 这些技术目前的临床应用通常为多种模式的组合利用，因为联合模式显示出的结果最有前景。

### 致谢

伊安·卡吉加斯（Iahn Cajigas）IC 得到了 NIH R25NS108937-02 的部分支持。

### 披露

作者并无任何需要披露的内容。

# 参考文献

1. Barbeau H, Nadeau S, Garneau C. Physical determinants, emerging concepts, and training approaches in gait of individuals with spinal cord injury. J Neurotrauma 2006;23(3–4):571–585.

2. Nobunaga AI, Go BK, Karunas RB. Recent demographic and injury trends in people served by the Model Spinal Cord Injury Care Systems. Arch Phys Med Rehabil 1999;80(11):1372–1382.

3. Anderson KD. Consideration of user priorities when developing neural prosthetics. J Neural Eng 2009; 6(5):055003.

4. Aravamudhan S, Bellamkonda RV. Toward a convergence of regenerative medicine, rehabilitation, and neuroprosthetics. J Neurotrauma 2011; 28(11):2329–2347.

5. Armour BS, Courtney-Long EA, Fox MH, et al. Prevalence and causes of Paralysis-United States, 2013. Am J Public Health 2016;106(10):1855–1857.

6. Nicolelis MA. Brain-machine interfaces to restore motor function and probe neural circuits. Nat Rev Neurosci 2003;4(5):417–422.

7. Wolpaw JR, Birbaumer N, Heetderks WJ, et al. Brain-computer interface technology: a review of the first international meeting. IEEE Trans Rehabil Eng 2000;8(2):164–173.

8. Wolpaw JR, Birbaumer N, McFarland DJ, et al. Brain-computer interfaces for communication and control. Clin Neurophysiol 2002;113(6):767–791.

9. Ajiboye AB, Willett FR, Young DR, et al. Restoration of reaching and grasping movements through brain-controlled muscle stimulation in a person with tetraplegia: a proof-of-concept demonstration. Lancet 2017;389(10081):1821–1830.

10. Chapin JK, Moxon KA, Markowitz RS, et al. Realtime control of a robot arm using simultaneously recorded neurons in the motor cortex. Nat Neurosci 1999;2(7):664–670.

11. Collinger JL, Wodlinger B, Downey JE, et al. High-performance neuroprosthetic control by an individual with tetraplegia. Lancet 2013;381(9866):557–564.

12. Hochberg LR, Bacher D, Jarosiewicz B, et al. Reach and grasp by people with tetraplegia using a neurally controlled robotic arm. Nature 2012;485(7398):372–375.

13. Hochberg LR, Serruya MD, Friehs GM, et al. Neuronal ensemble control of prosthetic devices by a human with tetraplegia. Nature 2006; 442(7099):164–171.

14. Velliste M, Perel S, Spalding MC, et al. Cortical control of a prosthetic arm for self-feeding. Nature 2008;453(7198):1098–1101.

15. Bouton CE, Shaikhouni A, Annetta NV, et al. Restoring cortical control of functional movement in a human with quadriplegia. Nature 2016; 533(7602):247–250.

16. Gunasekera B, Saxena T, Bellamkonda R, et al. Intracortical recording interfaces: current challenges to chronic recording function. ACS Chem Neurosci 2015;6(1):68–83.

17. Heasman JM, Scott TR, Kirkup L, et al. Control of a hand grasp neuroprosthesis using an electroencephalogram-triggered switch: demonstration of improvements in

performance using wavepacket analysis. Med Biol Eng Comput 2002;40(5):588–593.

18. Wolpaw JR, McFarland DJ. Control of a twodimensional movement signal by a noninvasive brain-computer interface in humans. Proc Natl Acad Sci USA 2004;101(51):17849–17854.

19. Wang W, Collinger JL, Degenhart AD, et al. An electrocorticographic brain interface in an individual with tetraplegia. PLoS One 2013;8(2):e55344.

20. Meng J, Edelman BJ, Olsoe J, et al. A study of the effects of electrode number and decoding algorithm on online eeg-based bci behavioral performance. Front Neurosci 2018;12:227.

21. Jasper H, Penfield W. Electrocorticograms in man: effect of voluntary movement upon the electrical activity of the precentral gyrus. Archiv für Psychiatrie und Nervenkrankheiten 1949;183(1–2):163–174.

22. Vansteensel MJ, Pels EGM, Bleichner MG, et al. Fully implanted brain-computer interface in a locked-in patient with ALS. N Engl J Med 2016;375(21):2060–2066.

23. Gant K, Guerra S, Zimmerman L, et al. EEG-controlled functional electrical stimulation for hand opening and closing in chronic complete cervical spinal cord injury. Biomed Phys Eng Express 2018;4(6):065005.

24. Benabid AL, Costecalde T, Eliseyev A, et al. An exoskeleton controlled by an epidural wireless brain-machine interface in a tetraplegic patient: a proof-of-concept demonstration. Lancet Neurol 2019;18(12):1112–1122.

25. Asboth L, Friedli L, Beauparlant J, et al. Cortico-reticulo-spinal circuit reorganization enables functional recovery after severe spinal cord contusion. Nat Neurosci 2018;21(4):576–588.

26. Bellardita C, Caggiano V, Leiras R, et al. Spatiotemporal correlation of spinal network dynamics underlying spasms in chronic spinalized mice. Elife 2017;6:e23011.

27. Takeoka A, Vollenweider I, Courtine G, et al. Muscle spindle feedback directs locomotor recovery and circuit reorganization after spinal cord injury. Cell 2014;159(7):1626–1639.

28. Hilton BJ, Anenberg E, Harrison TC, et al. Reestablishment of cortical motor output maps and spontaneous functional recovery via spared dorsolaterally projecting

corticospinal neurons after dorsal column spinal cord injury in adult mice. J Neurosci 2016;36(14):4080–4092.

29. Courtine G, Sofroniew MV. Spinal cord repair: advances in biology and technology. Nat Med 2019; 25(6):898–908.

30. Gill ML, Grahn PJ, Calvert JS, et al. Neuromodulation of lumbosacral spinal networks enables independent stepping after complete paraplegia. Nat Med 2018;24(11):1677–1682.

31. Krucoff MO, Miller JP, Saxena T, et al. Toward functional restoration of the central nervous system: a review of translational neuroscience principles. Neurosurgery 2019;84(1):30–40.

32. Rejc E, Angeli CA, Atkinson D, et al. Motor recovery after activity-based training with spinal cord epidural stimulation in a chronic motor complete paraplegic. Sci Rep 2017;7(1):13476.

33. Krucoff MO, Rahimpour S, Slutzky MW, et al. Enhancing nervous system recovery through neurobiologics, neural interface training, and neurorehabilitation. Front Neurosci 2016;10:584.

34. Eisdorfer JT, Smit RD, Keefe KM, et al. Epidural electrical stimulation: a review of plasticity mechanisms that are hypothesized to underlie enhanced recovery from spinal cord injury with stimulation. Front Mol Neurosci 2020;13:163.

35. Angeli CA, Edgerton VR, Gerasimenko YP, et al. Altering spinal cord excitability enables voluntary movements after chronic complete paralysis in humans. Brain 2014;137(Pt 5):1394–1409.

36. Harkema S, Gerasimenko Y, Hodes J, et al. Effect of epidural stimulation of the lumbosacral spinal cord on voluntary movement, standing, and assisted stepping after motor complete paraplegia: a case study. Lancet 2011;377(9781):1938–1947.

37. Dimitrijevic MM, Dimitrijevic MR, Illis LS, et al. Spinal cord stimulation for the control of spasticity in patients with chronic spinal cord injury: I. Clinical observations. Cent Nerv Syst Trauma 1986;3(2):129–144.

38. Pinter MM, Gerstenbrand F, Dimitrijevic MR. Epidural electrical stimulation of posterior structures of the human lumbosacral cord: 3. Control of spasticity. Spinal

Cord 2000;38(9):524–531.

39. Dimitrijevic MR, Illis LS, Nakajima K, et al. Spinal cord stimulation for the control of spasticity in patients with chronic spinal cord injury: Ⅱ. Neurophysiologic observations. Cent Nerv Syst Trauma 1986; 3(2):145–152.

40. Capogrosso M, Wenger N, Raspopovic S, et al. A computational model for epidural electrical stimulation of spinal sensorimotor circuits. J Neurosci 2013;33(49):19326–19340.

41. Courtine G, Gerasimenko Y, van den Brand R, et al. Transformation of nonfunctional spinal circuits into functional states after the loss of brain input. Nat Neurosci 2009;12(10):1333–1342.

42. Takeoka A, Arber S. Functional local proprioceptive feedback circuits initiate and maintain locomotor recovery after spinal cord injury. Cell Rep 2019;27(1):71–85.e73.

43. Minassian K, Persy I, Rattay F, et al. Human lumbar cord circuitries can be activated by extrinsic tonic input to generate locomotor-like activity. Hum Mov Sci 2007;26(2):275–295.

44. Wang H, Liu NK, Zhang YP, et al. Treadmill training induced lumbar motoneuron dendritic plasticity and behavior recovery in adult rats after a thoracic contusive spinal cord injury. Exp Neurol 2015;271:368–378.

45. van den Brand R, Heutschi J, Barraud Q, et al. Restoring voluntary control of locomotion after paralyzing spinal cord injury. Science 2012; 336(6085):1182–1185.

46. Capogrosso M, Wagner FB, Gandar J, et al. Configuration of electrical spinal cord stimulation through real-time processing of gait kinematics. Nat Protoc 2018;13(9):2031–2061.

47. Wenger N, Moraud EM, Gandar J, et al. Spatiotemporal neuromodulation therapies engaging muscle synergies improve motor control after spinal cord injury. Nat Med 2016;22(2):138–145.

48. Bonizzato M, Pidpruzhnykova G, DiGiovanna J, et al. Brain-controlled modulation of spinal circuits improves recovery from spinal cord injury. Nat Commun 2018;9(1):3015.

49. Krucoff MO, Zhuang K, MacLeod D, et al. A novel paraplegia model in awake

behaving macaques. J Neurophysiol 2017;118(3):1800–1808.

50. Herrity AN, Williams CS, Angeli CA, et al. Lumbosacral spinal cord epidural stimulation improves voiding function after human spinal cord injury. Sci Rep 2018;8(1):8688.

51. Harkema SJ, Wang S, Angeli CA, et al. Normalization of blood pressure with spinal cord epidural stimulation after severe spinal cord injury. Front Hum Neurosci 2018;12:83.

52. Darrow D, Balser D, Netoff TI, et al. Epidural spinal cord stimulation facilitates immediate restoration of dormant motor and autonomic supraspinal pathways after chronic neurologically complete spinal cord injury. J Neurotrauma 2019;36(15):2325–2336.

53. Terson de Paleville DGL, Harkema SJ, Angeli CA. Epidural stimulation with locomotor training improves body composition in individuals with cervical or upper thoracic motor complete spinal cord injury: a series of case studies. J Spinal Cord Med 2019;42(1):32–38.

54. Dimitrijevic MR. Neurophysiology in spinal cord injury. Paraplegia 1987;25(3):205–208.

55. Krucoff MO, Gramer R, Lott D, et al. Spinal cord stimulation and rehabilitation in an individual with chronic complete L1 paraplegia due to a conus medullaris injury: motor and functional outcomes at 18 months. Spinal Cord Ser Cases 2020;6(1):96.

56. Formento E, Minassian K, Wagner F, et al. Electrical spinal cord stimulation must preserve proprioception to enable locomotion in humans with spinal cord injury. Nat Neurosci 2018;21(12):1728–1741.

57. Wagner FB, Mignardot JB, Le Goff-Mignardot CG, et al. Targeted neurotechnology restores walking in humans with spinal cord injury. Nature 2018; 563(7729):65–71.

58. Megia Garcia A, Serrano-Munoz D, Taylor J, et al. Transcutaneous spinal cord stimulation and motor rehabilitation in spinal cord injury: a systematic review. Neurorehabil Neural Repair 2020;34(1):3–12.

59. Minassian K, Persy I, Rattay F, et al. Posterior root-muscle reflexes elicited by transcutaneous stimulation of the human lumbosacral cord. Muscle Nerve

2007;35(3):327–336.

60. Inanici F, Samejima S, Gad P, et al. Transcutaneous electrical spinal stimulation promotes long-term recovery of upper extremity function in chronic tetraplegia. IEEE Trans Neural Syst Rehabil Eng 2018; 26(6):1272–1278.

61. Gerasimenko YP, Lu DC, Modaber M, et al. Noninvasive reactivation of motor descending control after paralysis. J Neurotrauma 2015;32(24):1968–1980.

62. Gad P, Lee S, Terrafranca N, et al. Non-invasive activation of cervical spinal networks after severe paralysis. J Neurotrauma 2018;35(18):2145–2158.

63. Dimitrijevic MR, Dimitrijevic MM, Faganel J, et al. Suprasegmentally induced motor unit activity in paralyzed muscles of patients with established spinal cord injury. Ann Neurol 1984;16(2):216–221.

64. Sherwood AM, Dimitrijevic MR, McKay WB. Evidence of subclinical brain influence in clinically complete spinal cord injury: discomplete SCI. J Neurol Sci 1992;110(1–2):90–98.

65. Heald E, Hart R, Kilgore K, et al. Characterization of volitional electromyographic signals in the lower extremity after motor complete spinal cord injury. Neurorehabil Neural Repair 2017;31(6):583–591.

66. Kirshblum S, Millis S, McKinley W, et al. Late neurologic recovery after traumatic spinal cord injury. Arch Phys Med Rehabil 2004;85(11):1811–1817.

67. Di Lazzaro V, Profice P, Ranieri F, et al. I-wave origin and modulation. Brain Stimul 2012;5(4):512–525.

68. D'Ostilio K, Goetz SM, Hannah R, et al. Effect of coil orientation on strength-duration time constant and I-wave activation with controllable pulse parameter transcranial magnetic stimulation. Clin Neurophysiol 2016;127(1):675–683.

69. Jo HJ, Di Lazzaro V, Perez MA. Effect of coil orientation on motor-evoked potentials in humans with tetraplegia. J Physiol 2018;596(20):4909–4921.

70. Sriraman A, Oishi T, Madhavan S. Timing-dependent priming effects of tDCS on ankle motor skill learning. Brain Res 2014;1581:23–29.

71. Gomes-Osman J, Field-Fote EC. Improvements in hand function in adults with chronic tetraplegia following a multiday 10-Hz repetitive transcranial magnetic stimulation

intervention combined with repetitive task practice. J Neurol Phys Ther 2015; 39(1):23–30.

72. Bunday KL, Perez MA. Motor recovery after spinal cord injury enhanced by strengthening corticospinal synaptic transmission. Curr Biol 2012;22(24):2355–2361.

73. Kumru H, Benito-Penalva J, Valls-Sole J, et al. Placebo-controlled study of rTMS combined with Lokomat((R)) gait training for treatment in subjects with motor incomplete spinal cord injury. Exp Brain Res 2016;234(12):3447–3455.

74. James ND, McMahon SB, Field-Fote EC, et al. Neuromodulation in the restoration of function after spinal cord injury. Lancet Neurol 2018;17(10):905–917.

75. Capogrosso M, Milekovic T, Borton D, et al. A brain-spine interface alleviating gait deficits after spinal cord injury in primates. Nature 2016;539(7628):284–288.

76. Musselman KE, Shah M, Zariffa J. Rehabilitation technologies and interventions for individuals with spinal cord injury: translational potential of current trends. J Neuroeng Rehabil 2018;15(1):40.

77. Querry RG, Pacheco F, Annaswamy T, et al. Synchronous stimulation and monitoring of soleus H reflex during robotic body weight-supported ambulation in subjects with spinal cord injury. J Rehabil Res Dev 2008;45(1):175–186.

78. Behrman AL, Lawless-Dixon AR, Davis SB, et al. Locomotor training progression and outcomes after incomplete spinal cord injury. Phys Ther 2005;85(12):1356–1371.

79. Griffin L, Decker MJ, Hwang JY, et al. Functional electrical stimulation cycling improves body composition, metabolic and neural factors in persons with spinal cord injury. J Electromyogr Kinesiol 2009;19(4):614–622.

80. van der Salm A, Veltink PH, Ijzerman MJ, et al. Comparison of electric stimulation methods for reduction of triceps surae spasticity in spinal cord injury. Arch Phys Med Rehabil 2006;87(2):222–228.

81. Martin R, Sadowsky C, Obst K, et al. Functional electrical stimulation in spinal cord injury:fromtheoryto practice. Top Spinal Cord Inj Rehabil 2012;18(1):28–33.

82. Postans NJ, Hasler JP, Granat MH, et al. Functional electric stimulation to augment partial weightbearing supported treadmill training for patients with acute incomplete spinal cord injury: a pilot study. Arch Phys Med Rehabil 2004;85(4):604–610.

83. Frotzler A, Coupaud S, Perret C, et al. Effect of detraining on bone and muscle tissue in subjects with chronic spinal cord injury after a period of electrically-stimulated cycling: a small cohort study. J Rehabil Med 2009;41(4):282–285.

84. Jeon JY, Weiss CB, Steadward RD, et al. Improved glucose tolerance and insulin sensitivity after electrical stimulation-assisted cycling in people with spinal cord injury. Spinal Cord 2002;40(3):110–117.

85. Scremin AM, Kurta L, Gentili A, et al. Increasing muscle mass in spinal cord injured persons with a functional electrical stimulation exercise program. Arch Phys Med Rehabil 1999;80(12):1531–1536.

86. Sadowsky CL, McDonald JW. Activity-based restorative therapies: concepts and applicationsin spinal cord injury-related neurorehabilitation. Dev Disabil Res Rev 2009;15(2):112–116.

87. Barbeau H, Rossignol S. Recovery of locomotion after chronic spinalization in the adult cat. Brain Res 1987;412(1):84–95.

88. De Leon RD, Hodgson JA, Roy RR, et al. Full weight-bearing hindlimb standing following stand training in the adult spinal cat. J Neurophysiol 1998;80(1):83–91.

89. Grillner S, Rossignol S. On the initiation of the swing phase of locomotion in chronic spinal cats. Brain Res 1978;146(2):269–277.

90. Grillner S, Wallen P. Central pattern generators for locomotion, with special reference to vertebrates. Annu Rev Neurosci 1985;8:233–261.

91. Grillner S, Zangger P. On the central generation of locomotion in the low spinal cat. Exp Brain Res 1979;34(2):241–261.

92. Harkema SJ, Hurley SL, Patel UK, et al. Human lumbosacral spinal cord interprets loading during stepping. J Neurophysiol 1997;77(2):797–811.

93. Lovely RG, Gregor RJ, Roy RR, et al. Effects of training on the recovery of full-weight-bearing stepping in the adult spinal cat. Exp Neurol 1986;92(2):421–435.

94. Hubli M, Dietz V. The physiological basis of neurorehabilitation–locomotor training after spinal cord injury. J Neuroeng Rehabil 2013;10:5.

95. Dietz V, Colombo G, Jensen L. Locomotor activity in spinal man. Lancet 1994;344(8932):1260–1263.

96. Harkema SJ. Plasticity of interneuronal networks of the functionally isolated human spinal cord. Brain Res Rev 2008;57(1):255–264.

97. Castro MJ, Apple DF Jr, Hillegass EA, et al. Influence of complete spinal cord injury on skeletal muscle cross-sectional area within the first 6 months of injury. Eur J Appl Physiol Occup Physiol 1999;80(4):373–378.

98. Castro MJ, Apple DF Jr, Staron RS, et al. Influence of complete spinal cord injury on skeletal muscle within 6 mo of injury. J Appl Physiol (1985) 1999; 86(1):350–358.

99. Massucci M, Brunetti G, Piperno R, et al. Walking with the advanced reciprocating gait orthosis (ARGO) in thoracic paraplegic patients: energy expenditure and cardiorespiratory performance. Spinal Cord 1998;36(4):223–227.

100. Cheung EYY, Yu KKK, Kwan RLC, et al. Effect of EMG-biofeedback robotic-assisted body weight supported treadmill training on walking ability and cardiopulmonary function on people with subacute spinal cord injuries - a randomized controlled trial. BMC Neurol 2019;19(1):140.

101. Sale P, Franceschini M, Waldner A, et al. Use of the robot assisted gait therapy in rehabilitation of patients with stroke and spinal cord injury. Eur J Phys Rehabil Med 2012;48(1):111–121.

102. Aach M, Cruciger O, Sczesny-Kaiser M, et al. Voluntary driven exoskeleton as a new tool for rehabilitation in chronic spinal cord injury: a pilot study. Spine J 2014;14(12):2847–2853.

103. Cruciger O, Tegenthoff M, Schwenkreis P, et al. Locomotion training using voluntary driven exoskeleton (HAL) in acute incomplete. SCI Neurol 2014;83(5):474.

104. Baunsgaard CB, Nissen UV, Brust AK, et al. Exoskeleton gait training after spinal cord injury: an exploratory study on secondary health conditions. J Rehabil Med 2018;50(9):806–813.

105. Nam KY, Kim HJ, Kwon BS, et al. Robot-assisted gait training (Lokomat) improves walking function and activity in people with spinal cord injury: a systematic review. J Neuroeng Rehabil 2017;14(1):24.